九成腰痛出在坐姿不正

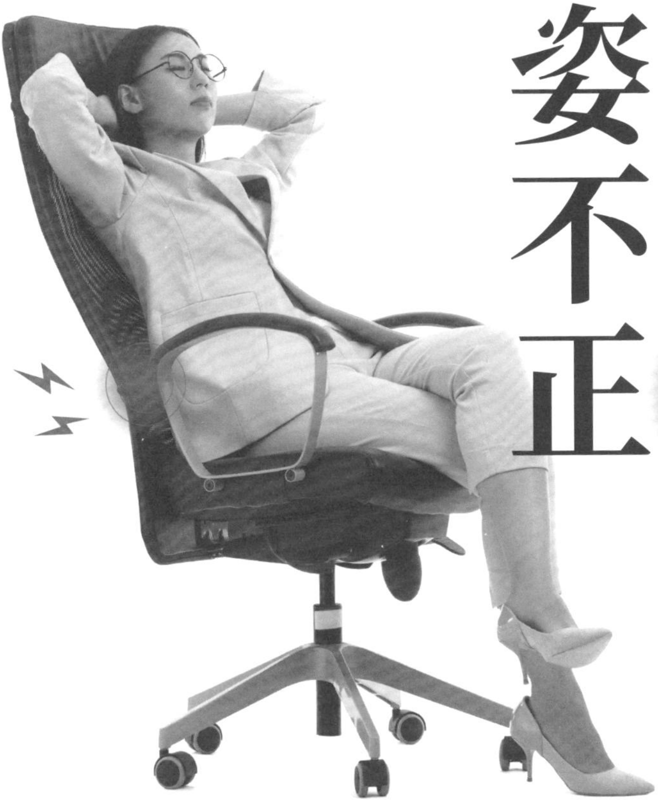

虎之門脊骨神經診所 院長
碓田拓磨
——著

前言

根據雪梨大學與其他澳洲研究機構的調查，日本成年人平日坐著的時間長達七小時，久坐時間為全世界第一（引自日本體育廳官網的網路宣傳雜誌）。

那麼，請問你昨天在椅子上坐了多久呢？

有些人聽到這個問題應該覺得很困擾吧？畢竟長時間久坐又不是為了玩樂，而是為了工作。

但是，當你知道身體採取怎麼樣的坐姿，是否長時間保持該姿勢，都有可能提高引發腰痛的機率時，你又會如何想？會不會產生想立刻改善坐姿的念頭呢？

我透過多年觀察患者的經驗和許多研究，長期關注人的「坐姿」與「坐法」。實際替患者持續治療的期間，也加深了我對「坐姿很重要」、「脊骨與骨盆是健康的源頭」的信念。坐姿是引起腰痛的根源，九成的腰痛都能藉由坐姿加以改善，即便這麼說也不為過。

我在早稻田大學教書時，曾請七十一位有腰痛問題的學生刻意改變坐姿，並且驗證結果。八個星期後，研究數據顯示有五十六人改善腰痛。

近年遠距工作盛行，有腰痛困擾的人日益增加。大多時候只要重新檢視自己的坐法或姿勢，有意識地加以調整，疼痛就能夠舒緩。

人通常是無意識地坐在椅子上，或許沒辦法一時間想起自己平時的坐姿是什麼樣子。下一頁開始，將列舉幾種遠距工作常見的坐姿範例。各位不妨藉此確認，是否會長時間保持這種坐姿？

你會這樣坐嗎？

駝背

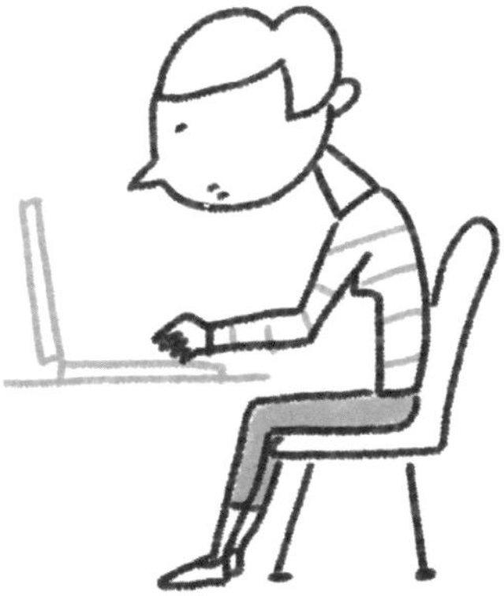

→背部彎曲

攤背坐姿

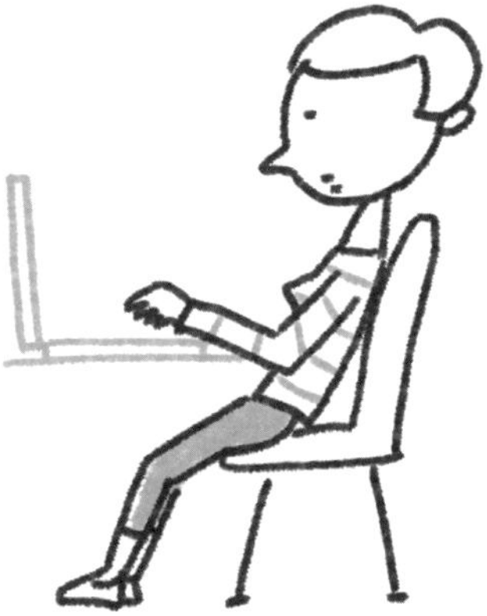

→骨盆後傾

翹腳

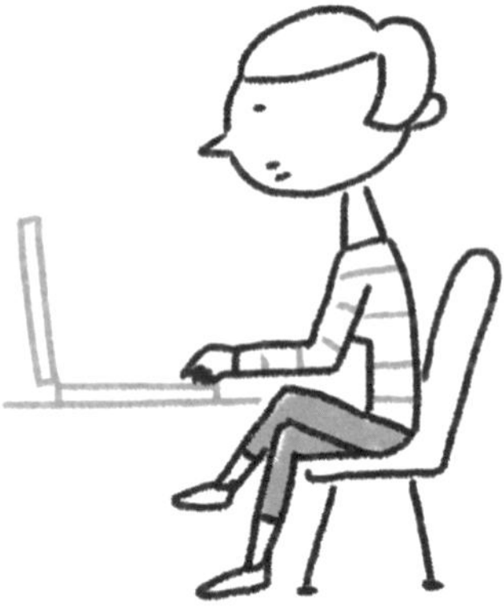

→骨盆後傾，左右不平衡

單腳踩椅

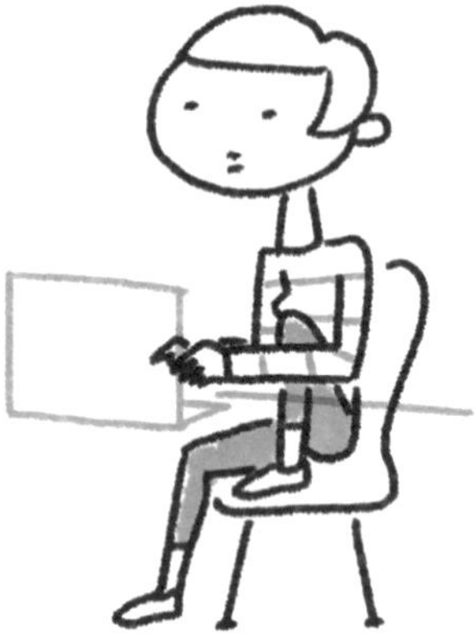

→骨盆後傾，左右不平衡

盤腿

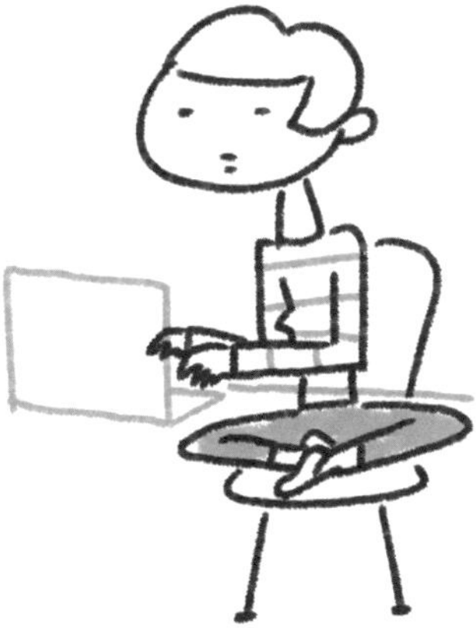

→骨盆後傾

半盤腿

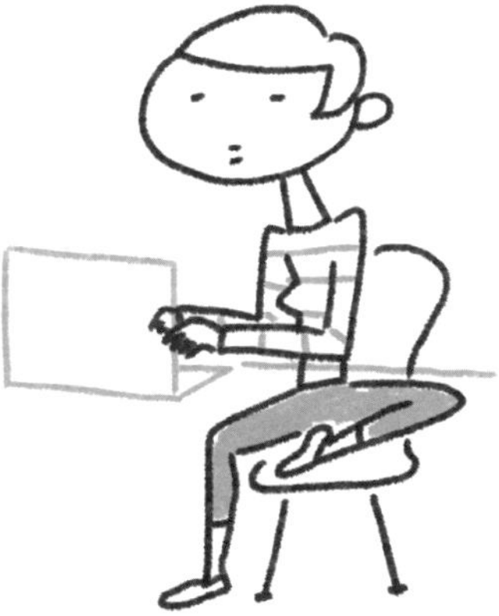

→骨骨盆後傾，左右不平衡

蹲坐

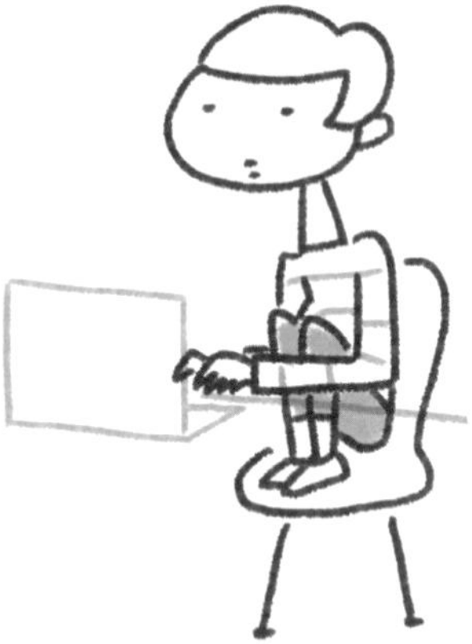

→骨盆後傾

雙腿斜放

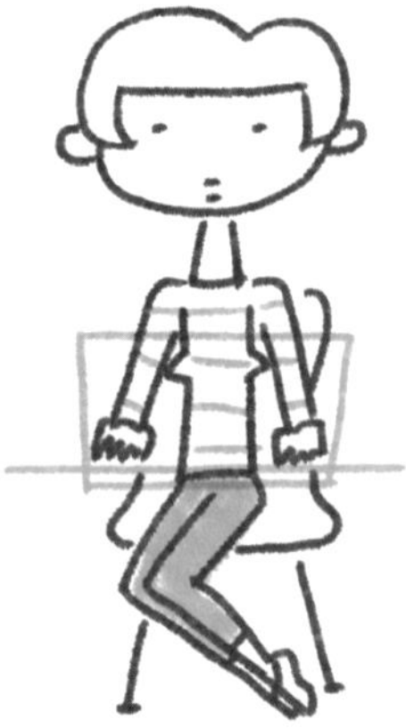

→左右不平衡

跪坐

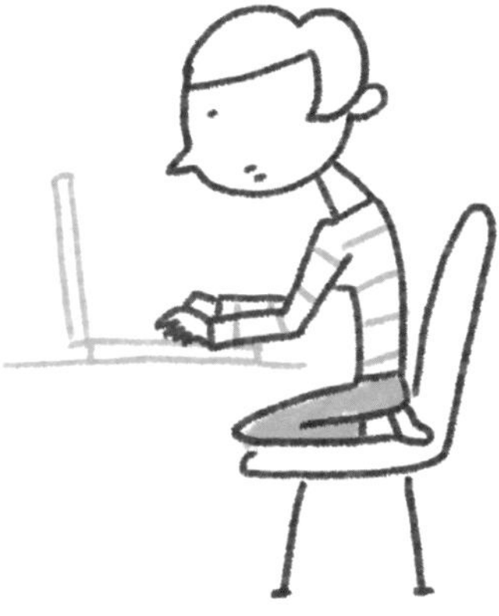

→骨盆後傾

雙手抱胸

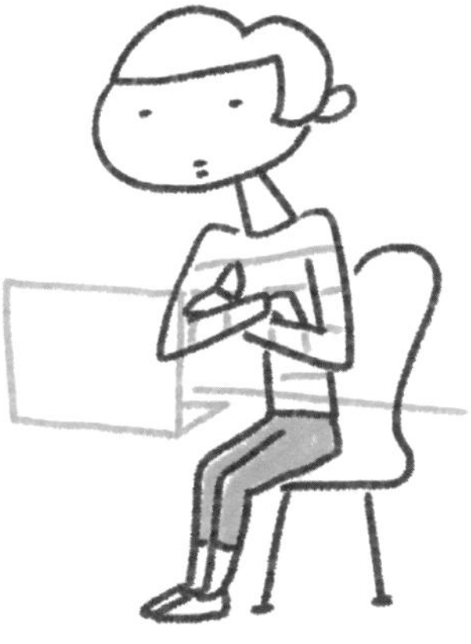

→骨盆後傾

托腮

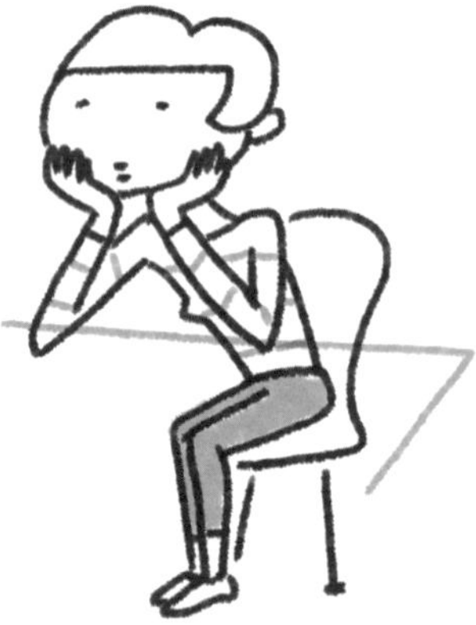

→骨盆後傾

斜向跪坐

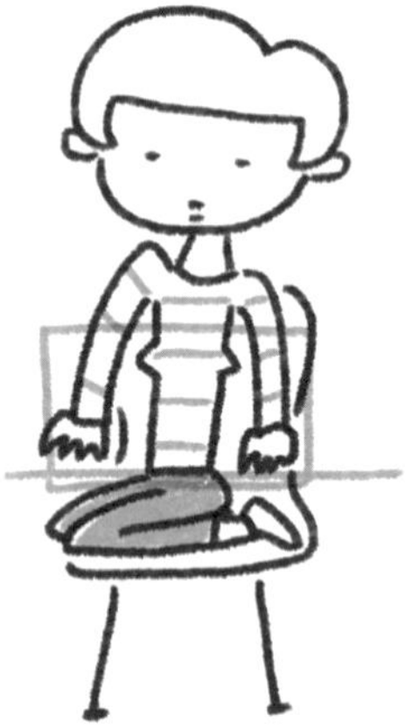

→左右不平衡

有想起哪些坐姿符合你的情況嗎？

很顯然，長時間保持這幾種坐姿，正是引發腰痛的導火線。本來就有腰痛問題的人甚至會因此更加惡化。

不過，這並不表示你不能以這些坐姿稍坐片刻。學會本書第54頁介紹的「基本坐姿」後，也可以在基本坐姿的中間偶爾切換成這些坐姿。

本書所謂的「基本坐姿」，我也稱作「椅子的正坐方法」。第二章將講解基本坐姿，第三章、第四章則介紹掌握「基本坐姿」的運動方法。

學會基本坐姿，也就是掌握椅子的正坐方法後，我由衷希望更多人得以從痛苦的腰痛中獲得解脫。

Contents

第2章 改善腰痛，就從坐姿開始！

第3章 改善姿勢之一——骨盆挺立運動

Contents

內文設計／深江千香子（エフカ）
攝影／橋本哲　模特兒／大金七菜
人體插圖／ガリマツ
協力／桝井祥光　構成、編輯協力／池內加寿子
編輯／八丹陽子　責任編輯／深堀なおこ（主婦之友社）

本書不使用「正確坐姿」、「不良坐姿」的二分法

為了預防及改善腰痛問題，我們的目標是維持30分鐘的「基本坐姿」。我將基本坐姿稱作「椅子的正坐方法」，第2章會介紹基本坐姿該怎麼坐。

首先聲明，我不會使用「正確坐姿」、「不良坐姿」這樣的說法。雖然「基本坐姿」是保持身體平衡的姿勢，但要維持好幾個小時是不可能的，即使是正確的坐姿，保持同一個姿勢超過30分鐘也不見得是好事。維持「基本坐姿」30分鐘時，就應該站起來走動一下，也可以暫時換成第5～10頁提到的放鬆姿勢。簡而言之，重點在於不長時間維持不平衡的坐姿。

學會如何持續30分鐘以上的「基本坐姿」後，不知不覺便不再因腰痛而困擾。

本書提及的腰痛問題，並非指尿路結石等內臟疾病所引起的腰痛，而是指坐姿不良增加腰部肌肉負擔，進而引發的腰痛問題。假如持續練習本書介紹的運動，經過1個月以上仍不見好轉時，請尋求專家的協助。

第1章

坐姿是腰痛的根源

長期過著久坐生活，遠距工作令腰痛問題隨之增加

政府因新冠肺炎疫情而呼籲大家待在家裡，在我的印象中，抱怨腰痛問題的人愈來愈多。

我在東京都中心開設一家脊骨神經診所，經常有許多患者在治療室裡抱怨：「開始遠距工作後，腰部狀況變得愈來愈差了。」

診所以往就有很多腰痛患者，但近期除了中高年齡層的患者之外，正值工作全盛期的二十多歲、三十多歲腰痛患者感覺也變多了。

畢竟我們沒辦法重現像辦公桌周圍那樣完善的工作環境。有些人應該會在餐桌、小茶几、懶人座椅、沙發上用電腦吧？因為不需要通勤時間而不常走路，

運動量也隨之減少。遠距工作幾乎一整天都坐在電腦前，往往會因為「一直坐著而很少活動」。

產業醫科大學等單位的問卷調查結果顯示，在家從事遠距工作者的腰痛比例是進公司上班員工的三倍。

一旦遠距工作持續下去，腰痛的人會比想像中高出許多，長期過著久坐生活會對身體造成影響，尤其腰部承受的負擔不容小覷。

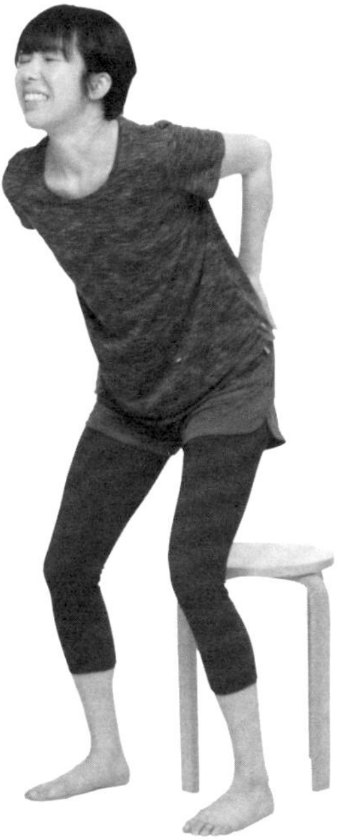

以為放鬆的坐姿，實則容易引起腰痛

我正在治療的腰痛患者幾乎都有一個共通點，就是他們大多使用電腦工作，「坐著的時間很長」。根據多年從事「姿勢」相關研究的經驗來看，我認為引發腰痛的主因是患者的「坐法」及「坐姿」。

我請坐著時間很長、有腰痛問題的人實際示範他們平常的坐姿給我看，結果……。

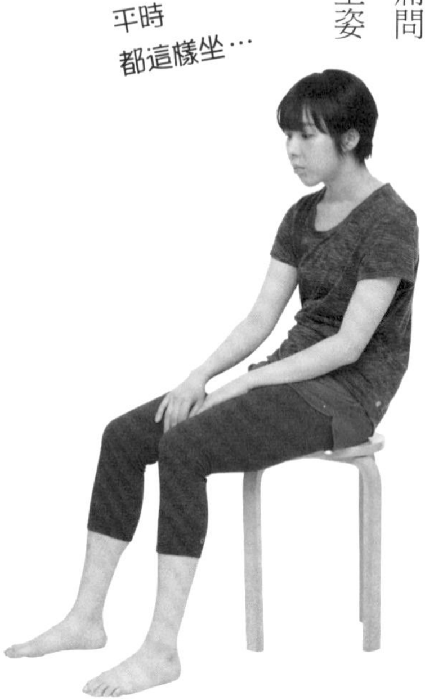

大部分的人都是這種駝背姿勢，也就是所謂的「不良坐姿」。從側面看過去是這個樣子。

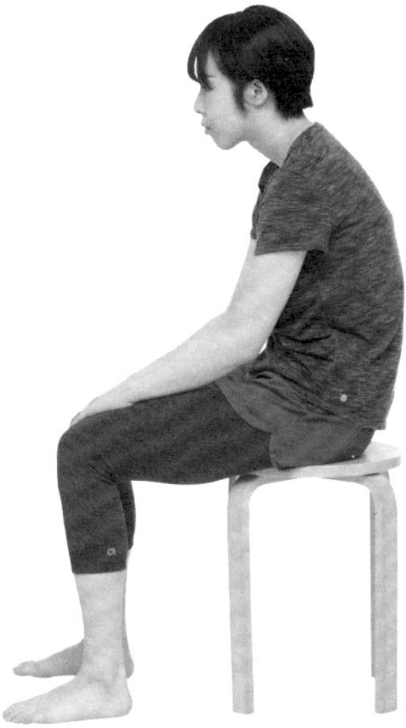

我們可以看出這種坐姿的背部是彎曲的。

如果一天當中長時間維持放鬆的坐姿，並且每天重複動作，腰部的負擔因此加重，長期累積下來會引起腰痛。

放鬆的坐姿

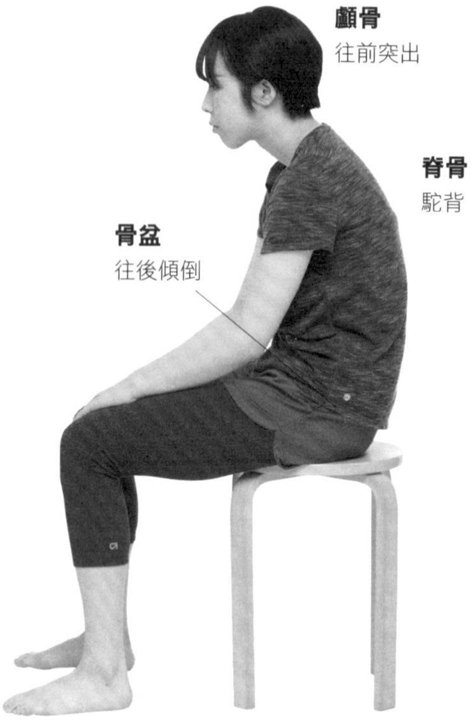

不輕鬆卻好看的坐姿

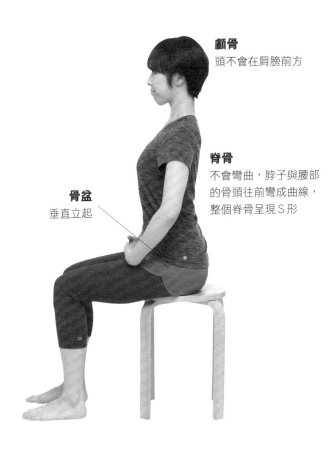

人人都想「輕鬆」，所以才會腰痛

「咦？意思是彎腰駝背會造成腰部疼痛嗎？可是比起挺直上半身的坐法，彎腰的姿勢不是更輕鬆？」

駝背放鬆的坐姿上半身會前傾且頭部往前，身體確實感覺比安穩。而且骨盆後傾，臀部接觸椅座的面積更大，感覺一定比較輕鬆。

但是，感覺輕鬆並不代表不會對腰部造成負擔。駝背反而將身體的負擔集中在腰部。

國內外正在進行各種有關坐姿與腰痛關係的研究。包括國外的論文在內，已有多項先行研究的結果顯示「骨盆後傾且脊骨往外突出的駝背坐姿會造成腰部負擔，引發腰部疼痛」。

每天重複採取癱軟放鬆的坐姿，累積腰部負擔是腰痛的根本原因。

請務必記住一個觀念——「輕鬆的姿勢」與「不造成身體負擔的姿勢」不一樣。因為大家都想更「輕鬆」，才會逐漸產生腰痛問題，這麼說一點都不為過。

整天長時間坐著的人，以及已經有腰痛問題的人，請在工作或用餐時重新改正坐姿。一定要刻意慢慢增加第55頁坐姿的維持時間。這才是從根本改善腰痛的捷徑。

至於具體上該改成怎樣的姿勢，第二章將進一步說明。

癱軟不出力的姿勢，累積肌肉疲勞、造成疼痛

那為什麼比較放鬆的坐姿反而會造成腰痛呢？讓我們想想人體的構造吧。

脊骨是維持身體姿勢的重要部位，也就是支撐人體的「重要支柱」。只有骨頭可以承受負重且不會垮掉，脊骨支持著占體重一〇%的頭部，還有脖子、手臂、胴體、內臟等上半身，發揮保持平衡的功能。人沒有脊骨就無法站立或坐下。人體就像只有一根柱子的高樓大廈。

脊骨從頸部到腰部共有二十四塊骨頭（椎骨），如同積木般排列而成。從側面觀察脊骨，會發現頸部與腰部呈現微微往前凹的S形。骨頭中間或周圍有神

經或肌肉經過，使脊骨做出彎曲伸展的動作。

只要讓脊骨保持垂直向上的姿勢，這時骨頭周邊的肌肉處於放鬆狀態，就能不費力地將保齡球般沉重的頭部支撐起來。

不過，遠距工作時採取駝背的癱軟坐姿，脊骨會用力彎曲前傾。這時背部的背肌與其他肌肉部位，需要支撐前傾的頭部和脊骨。為避免脊骨因頭部的重量而往前倒，這些肌肉會非常拚命地支撐，反而對肌肉造成很大的負擔。

如果只是短時間採取癱軟放鬆的坐姿，肌肉疲勞會在睡眠時恢復，但長時間連續多日持續下去，累積肌肉疲勞後會產生疼痛感，導致腰部疼痛。

脊骨與支撐脊骨的肌肉之間，就像日本消防員在正月出初式的「攀雲梯」表演（※譯註：出初式，為日本消防人員每年一月初舉行的重要儀式），梯子與支撐者之間的關係。

將梯子朝天空筆直立起，在底下支撐梯子的人就不必太費力。可是，如果梯子歪掉了，下面支撐的人就得花更大的力氣撐住，否則梯子就會倒塌。

癱軟的坐姿雖然感覺比較輕鬆，但背後的肌肉（主要是背肌）會變緊繃。肌肉所承受的負擔比體感來得更重，累積久了會造成腰痛。

相反地，採取正確的坐姿，因為不會增加背部肌肉的負擔，肌肉呈現柔軟不緊繃的狀態，進而改善及預防腰痛問題。

正確的坐姿

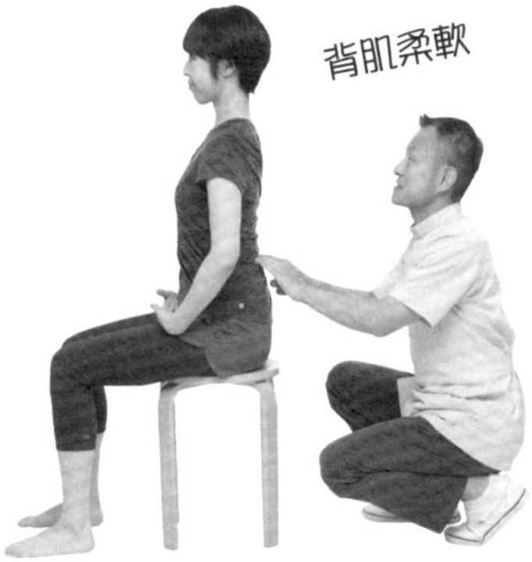

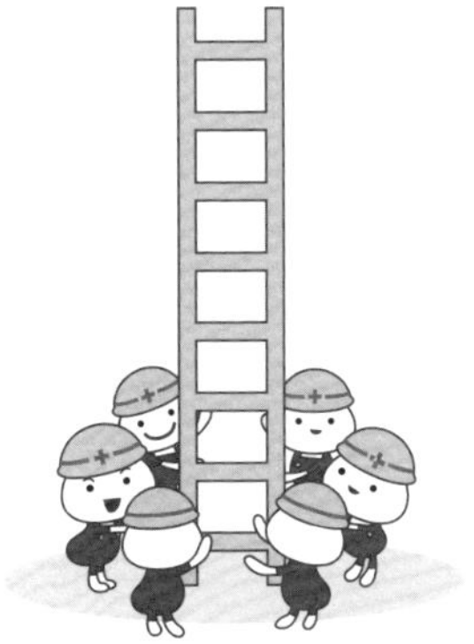

不需要花太多
力氣支撐

輕鬆的坐姿

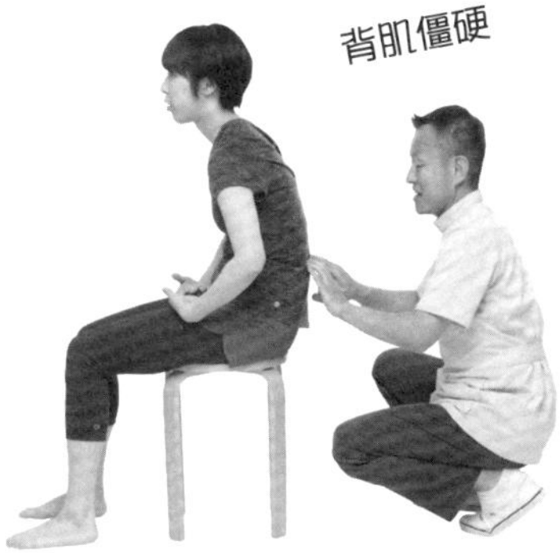

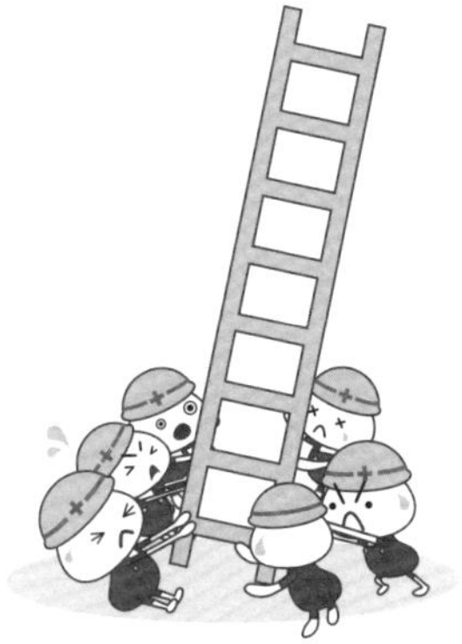

必須花更大的
力氣支撐

肌肉長期緊繃，增加背部肌群負擔

骨盆後傾且背部彎曲的坐姿，主要會加重背部背肌的負擔。背肌是背部多條肌肉的統稱，代表性的肌肉是「豎脊肌」、「腰方肌」、「多裂肌」等肌肉。這些肌肉與脊骨相連（附著）並支撐著脊骨。

在攤坐時將雙手往後放在背部，碰觸脊骨外側約五公分的位置，你就會發現背部肌肉變僵硬了。豎脊肌或多裂肌等肌肉正處於緊繃的狀態。

肌肉持續緊繃會加重肌肉疲勞並產生疼痛感，進而引發腰痛。除此之外，肌肉疲勞時，拿重物或做運動等日常生活的動作都會加重腰部的負擔，腰痛可能會更嚴重。當背部或腰部許多肌肉很疲弱時，只要增加那麼一點負擔就有可能發生痛苦的「閃到腰」情況。這就好比將水加到杯子邊緣快要滴出來的程度，也能靠表面張力撐住，但只要再多加一、二滴水，水就會瞬間溢出。

為了避免這種肌肉疲勞的情況發生，減少攤坐的時間，延長挺直坐好的時間是很重要的關鍵。

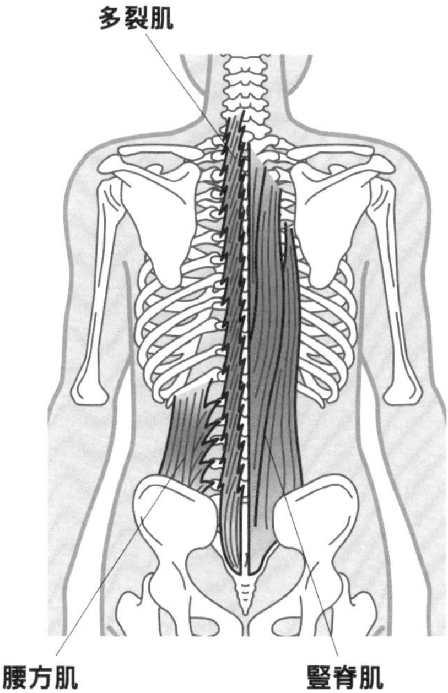

只要一坐下，背部就不由自主彎曲

腰痛的人都是平時一直放鬆坐著的懶人嗎？

並不是！人一坐在椅子上，就會無意識以輕鬆的方式坐著，大部分的人往往都會駝背，採取比較不緊繃的坐姿。坐下時可以說比站立時更容易駝背。

為了讓你更好想像，我舉個實際的例子吧。

在電車上觀察坐在椅子的人，你會發現十人當中有八到九人都駝著背，呈現骨盆後傾的姿勢。

但是，當他們在電車到站時站起來後，腰部應該會自然地往腹側彎曲（骨盆挺起的狀態）。

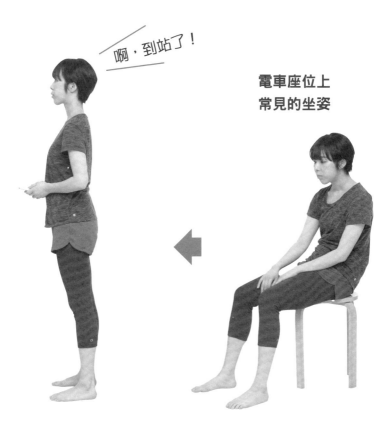

電車座位上
常見的坐姿

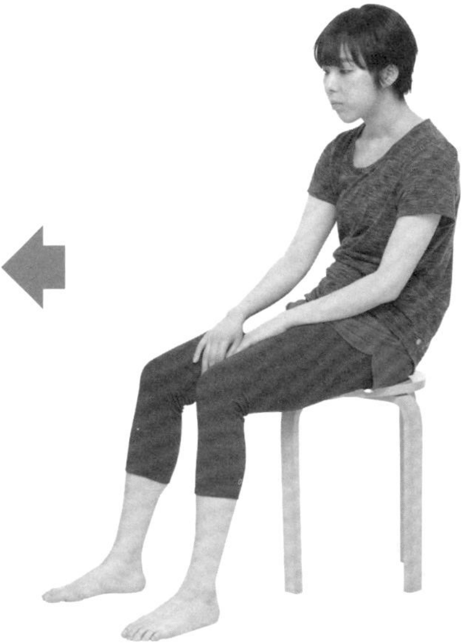

骨盆比較容易在站立時垂立，
背部也較不會彎曲。

無意識地坐下時，身體呈現骨
盆後傾，背部彎曲的姿勢。

那麼，為什麼坐下時會比較容易駝背呢？這是因為人體結構本來就是這樣。骨盆是脊骨的底座，骨盆下方有髖關節。兩腿（大腿以下）會在坐下時往前伸，髖關節因此自動往前拉，骨盆（腰骨）則往後倒。坐著的時候，作為脊骨底座的骨盆呈現後傾狀態，那連結著骨盆的脊骨百分之百一定會彎曲。

另一方面，站立時大腿以下的兩腿朝下，不會用到骨盆後傾的力量，骨盆呈現自然直立的狀態。

觀察這些身體構造後，就會知道無意識坐下時背部彎曲是很自然的事，感覺輕鬆也很正常。因此，任何人只要無意識地坐下都會變成放鬆的駝背姿勢，在不知不覺間引起腰痛。為了預防腰痛，坐下時一定要記得刻意做出延伸骨盆與脊椎的姿勢。

站立時
骨盆不會傾倒，
背部也是直的

坐下後
骨盆往後倒，
背部彎曲

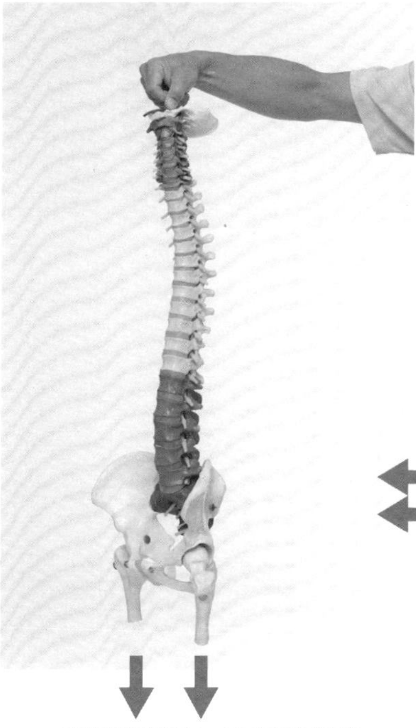

因為腿部朝下，不會施加往後的力量。

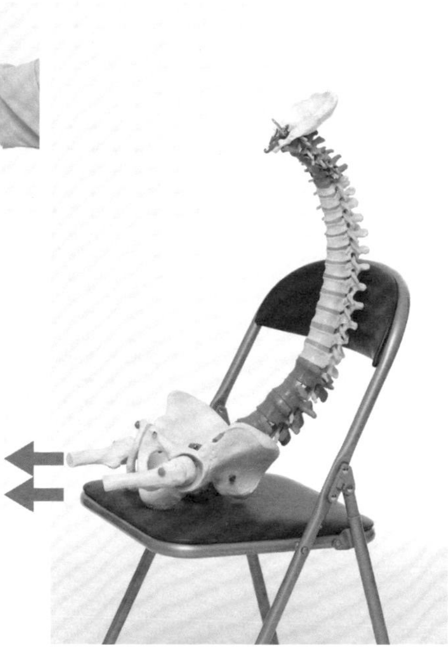

雙腿往前伸，髖關節因此往前拉，骨盆往後倒。

骨盆的角度，是坐姿改善的成功關鍵

骨盆是脊骨的底座，從正面看是蝴蝶展翅般的心形，而從側面看則是呈現倒三角形。

改善坐姿的決定性關鍵在於「骨盆的角度」，其中骨盆前後傾斜的角度尤其重要。

目前已看過無意識坐下時骨盆會往後倒，呈現駝背的癱軟坐姿。

一旦骨盆呈現往後傾斜的角度，脊骨就會自動彎曲，累積脊骨背肌群的負擔，進而引發腰痛。另一方面，在挺起骨盆的狀態下，即使想彎曲背部也很難彎下去，還可以減輕背部肌肉的負擔。

「骨盆後傾」的狀態

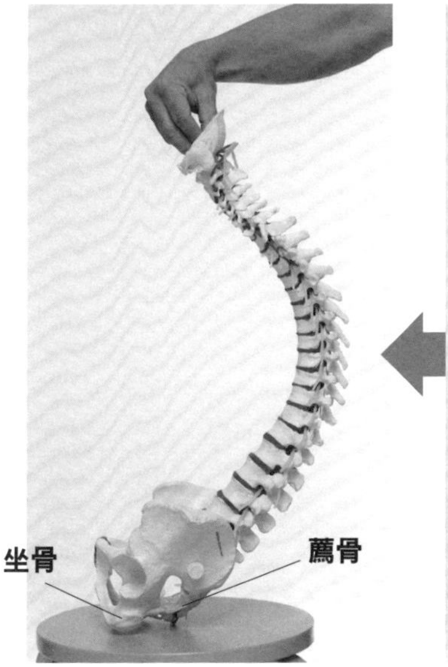

由於骨盆往後倒，體重壓在薦骨上。臀部接觸椅座的面積變大，感覺比較穩定，放鬆休息時適合採取這種姿勢。但相對來說，因為脊骨一定會彎曲，長時間維持姿勢會造成背肌疲勞，引發腰部疼痛。

「骨盆直立」的狀態

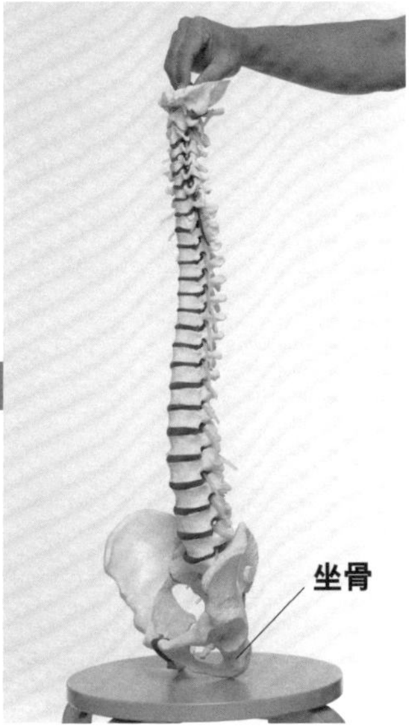

骨盆是脊骨的底座，呈現直立狀態。坐骨是支撐椅座的主要骨頭，雖然感覺不太穩定，但可以減少引起腰痛的背肌或其他肌肉的負擔。腰部往腹側凹陷，脊骨呈現理想的S形，看起來很美。

必要嗎？

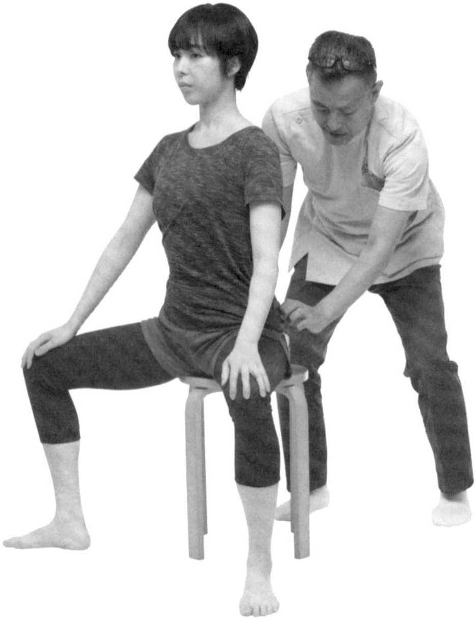

Column 1

「改善坐姿」真有如此
我們為何需要這樣坐？

「改善坐姿」似乎只在一小部分的人當中流行。雖然改善站立姿勢、掌握優美姿勢之類的推廣內容很多，但不知道為什麼坐姿卻經常被忽略。

我透過多年來實際觀察多名患者的經驗，以及許多相關研究來關注人「坐下時的姿勢」與「坐法」。

說起腰痛，新冠肺炎疫情開始之前，有腰痛問題的日本人就已經很多了。我在探討許多人有腰痛問題的原因期間，閱讀了各式各樣的研究或文獻。其中一個例子是關於「日本人每日平均久坐時間長達7小時，為世界第一」、「骨盆傾倒的坐姿會增加腰部負擔，是造成腰痛的原因」，以及「保持脊骨生理彎曲（S形曲線）的坐姿，可減輕腰部負擔」等研究。從眾多研究數據、真實患者的治療經驗中得出的結論是──「坐姿」與「坐法」是引起腰痛的最大原因。

會提高罹患重大疾病的風險。長時間持續坐著，肌肉集中的下半身太少活動，導致血液循環或肌肉代謝不佳。有罹患肥胖、糖尿病、高血壓、心肌梗塞、腦中風、癌症或失智症等疾病的風險。

一天久坐時間超過11個小時的人，死亡機率較未滿4小時的人高出1.4倍。

世界衛生組織（WHO）於2012年提出「久坐相當於吸菸對健康造成的危害（Sitting is the New Smoking）」的概念，對長時間久坐的生活拉起警報。

從事文書工作、因遠距工作需持續坐在電腦前的人、經常開會的人，請盡可能地縮短坐著的時間，建議每30分鐘站起來一次，離開座位走一走或原地踏步。

20國的久坐時間

（雪梨大學等研究機構／2011年）

日本	420
沙烏地阿拉伯	420
台灣	360
挪威	360
香港	360
捷克	360
瑞典	300
西班牙	300

加拿大	300
美國	240
中國	240
澳洲	240
印度	210
巴西	180
葡萄牙	150

平日久坐時間總長（單位／分）
＜摘錄部分資料＞

Column 2

日本人的久坐時間世界第一，每日平均7小時！

2011年，澳洲雪梨大學與其他研究機構共同合作，針對二十個國家展開「久坐時間」的統計調查研究。

研究結果顯示，成年人平日坐著的時間（平均久坐時間）最長的國家是日本人和沙烏地阿拉伯人。這二十個國家的國民平均一天會坐上300分鐘（5小時），日本人卻是一天有420分鐘——竟然有7個小時的時間都是坐在椅子上生活。

日本人的久坐時間世界第一，人民普遍都「坐太久」了。再加上新冠肺炎疫情的關係，政府呼籲在家工作，可以推測人們坐著的時間又更長了。

很多日本人本來就有腰痛問題，在家工作的生活延長了久坐的時間，維持7小時以上的「輕鬆坐姿」，腰痛人口繼續增加，進而演變成腰痛大國。

有報告指出，過著長時間坐下的生活不僅會引發腰痛，還

Column 3

遠距普及前，腰痛已是常見「職業病」

遠距工作普及化之前，日本人最常抱怨的症狀是腰痛與肩膀僵硬。

25至85歲的男性中，不論哪個年齡層，第一名的症狀都是腰痛。65歲以上的女性也是腰痛第一，15至64歲則是肩膀僵硬第一，腰痛第二。（2019年，令和元年「國民生活基本調查／厚生勞動省」）

在眾多腰痛患者中，大約15%有明確的原因（脊椎狹窄症、椎間盤突出等原因），其餘則沒有明確的原因。

本書所針對的腰痛症狀，將排除已確認病因的案例。

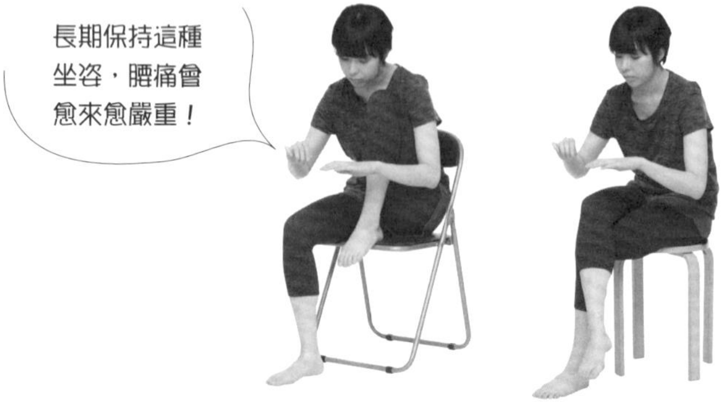

第2章

改善腰痛，就從坐姿開始！

骨盆直立，是坐姿調整的關鍵

我一再重複強調，人無意識坐下時容易採取輕鬆的坐法，就算站立時會挺直背部，但坐著時因為骨盆角度後傾，背部很容易跟著彎曲。

但如果「因為骨盆傾斜的坐姿比較輕鬆」而長時間保持姿勢，背部或腰部肌肉會不知不覺承受更大的負擔，進而引發腰部疼痛。

調整坐姿是改善腰痛的關鍵。我希望儘量不要採取骨盆傾斜的坐姿，建議你改用骨盆直立、背部垂直向上的坐姿。

保持骨盆挺起，脊骨呈S形曲線（脖子與腰部的線條往前凹）的坐姿，不必施加多餘的力就能保持平衡並支撐身體。即使坐著的時間很長，也不容易造成腰部或背部的負擔，有助於預防或減緩腰痛。

立起骨盆，伸展背肌！
理想的基本坐姿

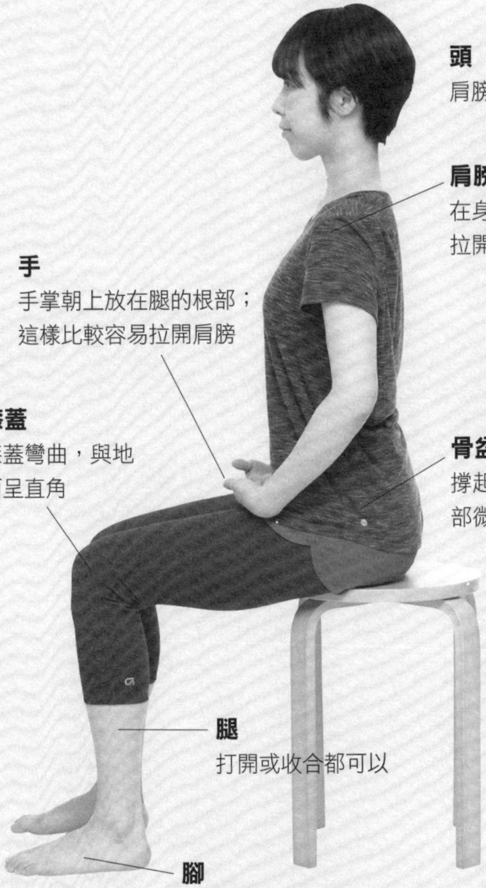
肩膀正上方
在身體的兩側充分
拉開肩膀
手掌朝上放在腿的根部；
這樣比較容易拉開肩膀
膝蓋彎曲，與地
撐起骨盆，直到腰
部微微反折
打開或收合都可以
整個腳底貼在地面上；
腳踝也與地面呈直角為佳

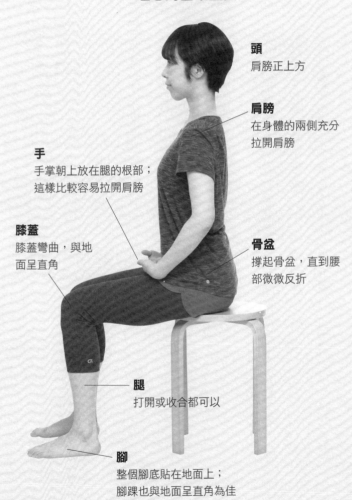

維持「基本坐姿」，首先掌握四大肌力

「基本坐姿」必須特別注意才能做到。

一開始光維持一分鐘就要花很大的力氣。雖然瞬間模仿動作很簡單，但要維持姿勢卻很困難。已經習慣放鬆坐姿的人恐怕連三分鐘都堅持不了吧。

這又是為什麼呢？

因為習慣癱軟放鬆坐姿的人，沒有機會鍛鍊負責控制骨盆角度的肌肉，因此有肌力不足的問題。要維持基本坐姿，就一定得鍛鍊四大肌肉。

這四種肌肉分別負責協調骨盆垂直挺起的「骨盆直立」機制，以及控制骨盆往後倒的「骨盆後傾」機制，又稱作「姿勢控制肌」。

與骨盆直立有關的肌肉，是腹部深處與大腿前側的髂腰肌與股直肌；與骨盆後傾有關的肌肉，是位於大腿、臀部、大腿後側的臀大肌與大腿後肌。

髂腰肌與股直肌可以協助骨盆直立並維持動作，兩種肌力衰弱會造成骨盆難以持續挺直。

此外，一旦臀大肌與大腿後肌的柔軟度不足，骨盆容易往後倒，便難以改善姿勢。

因此，請慢慢增加基本坐姿的維持時間，同時在不勉強的範圍內持續鍛鍊這些肌肉。

骨盆直立時活動的肌肉
【前側】

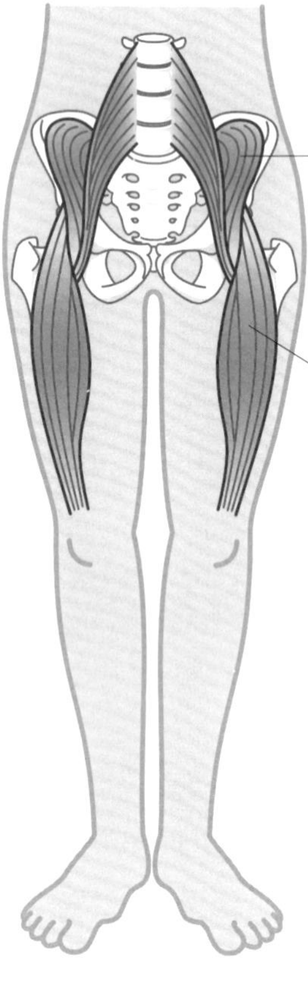

骨盆後傾時活動的肌肉
【後側】

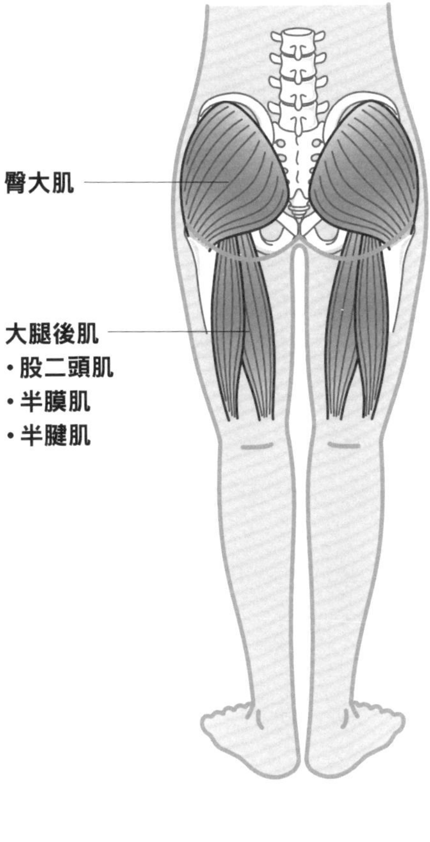

改善坐姿有方法，務求遵守先後「順序」

為了改善身體的姿勢，先後「順序」很重要。

跟運動一樣，循序漸進地練習才會順利進步，然而一旦搞錯順序，情況就會瞬間變困難。這就像一個連腳踏車都還不會騎的人，突然嘗試單手騎車一樣。進展不順利的人大多會從「將彎曲的背部伸直」開始練習。但其實這是非常可惜的做法。

因為，沒有學會如何坐著挺起骨盆，就沒辦法持續伸直背部。

請看看左方的「改善姿勢金字塔」。

三個區塊的面積範圍代表必須付出努力的程度。依照圖的箭頭順序，一定要先做到最底層的立起「骨盆」，才有辦法進入第二階段伸展「背部」的項目。
沒有由下往上累積，就無法完成金字塔的任務。

改善姿勢金字塔

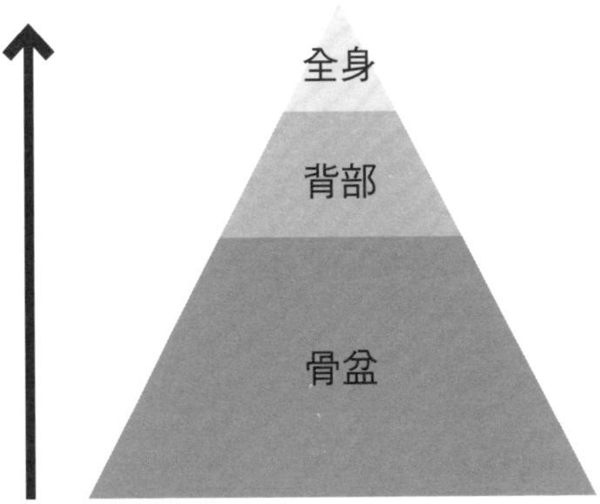

① 學會如何坐著挺起骨盆

骨盆是脊骨的底座。底座沒有立起，脊骨就沒辦法伸直。無意識坐下會造成骨盆往後傾斜，背部容易彎曲。所以首先要在坐下時刻意挺起骨盆。

➡第3章　骨盆立起運動

② 伸展背部

學會坐著立起骨盆後，請參考P55介紹的「基本坐姿」，開始伸展背部。

➡第4章　背部伸展運動

③ 整合全身平衡

完成②以前的訓練後，關注於站立姿勢。調整腰部的反折程度、肩膀兩側的高度或頭傾部斜度等部位，平衡身體的左右側。

骨盆挺起後，以保持30分鐘為目標即可！

「想改善腰痛問題就從坐著挺起骨盆開始」……雖然說來容易，但對大家來說是很辛苦的一步。

即使教導坐著挺起骨盆的方法，很多人剛開始練習時，幾分鐘內骨盆就會倒下去，變回輕鬆的坐姿。就連我自己一開始也只能堅持一、二分鐘。

理想的情況是鍛鍊前述四種肌肉，就能隨心所欲地坐著立起骨盆；但總不能讓正在為腰痛所苦的人一直等到肌肉鍛鍊完成。

所以即使只能維持一分鐘或二分鐘也好，試著將骨盆立起來吧。只要依照第54頁介紹的步驟，任何人都會成功。簡單來說，就是要改掉攤軟輕鬆的坐姿，不要左右傾斜，保持身體平衡，重點在於避免增加背部或腰部肌肉的負擔。

學會如何坐著立起骨盆後，慢慢加長時間，目標是維持姿勢三十分鐘。但是，請切記不要做超過三十分鐘。即使是理想的身體姿勢，一直以同樣的姿勢坐著，還是有可能造成血液循環或代謝惡化。

身體覺得緊繃時，中途改成放鬆的姿勢也完全沒問題。有些人就算累了，感覺很痛苦，還是會忍著繼續挺起骨盆並伸展脊椎，但其實不需要勉強自己。請變換姿勢或休息一下，以稍微延長時間的輕鬆心情練習吧。

從事事務工作或遠距工作七個小時的人，最好在整體一半的時間裡採取立起骨盆的基本坐姿。交錯進行也可以。

即使不做高強度的肌肉訓練，只要每天練習立起骨盆的基本坐姿，一點一滴地累積，腰痛的情況會在不知不覺間有所減緩。

一起學習改善腰痛的「基本坐姿」吧！

我來詳細介紹一下改善腰痛的實際坐姿吧。首先，本書介紹的所有運動都是「基本」訓練。只要按照步驟練習，任何人都可以做得到，請多多嘗試並掌握動作。

姿勢的重點在於腰部往腹側微微反折，脊骨是漂亮的S形曲線，呈現骨盆直立、脊椎筆直伸展的姿勢。

繼續練習「基本坐姿」可以讓活動骨盆的四種肌肉得到鍛鍊，減輕背部到腰部肌肉（背肌）的負擔。

我將基礎坐姿稱為「椅子的正坐方法」。如字面上的意思，是指椅子的正確坐法。目標是維持椅子正坐姿勢三十分鐘，請循序漸進地加長時間。

「基本坐姿」

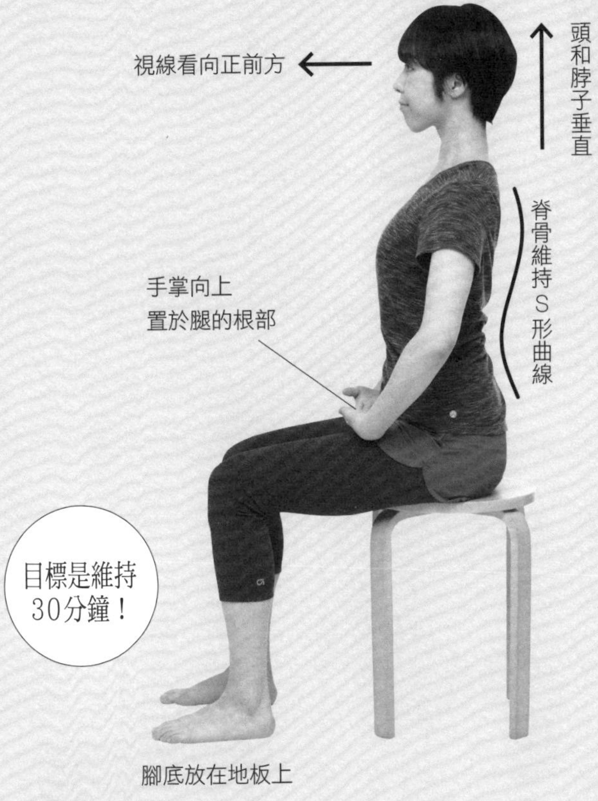
視線看向正前方
頭和脖子垂直
脊骨維持S形曲線
手掌向上
置於腿的根部
目標是維持
30分鐘！
腳底放在地板上

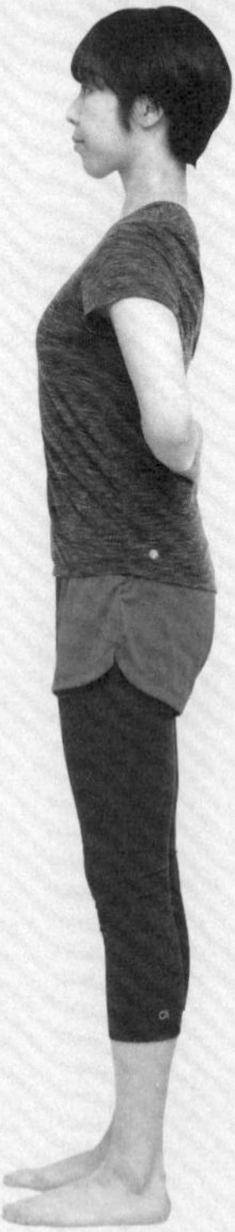

①用手確認背部的S形曲線

手放在腰上，感受S形曲線（腰部凹陷）。
確認脊骨是否往腹側彎曲。

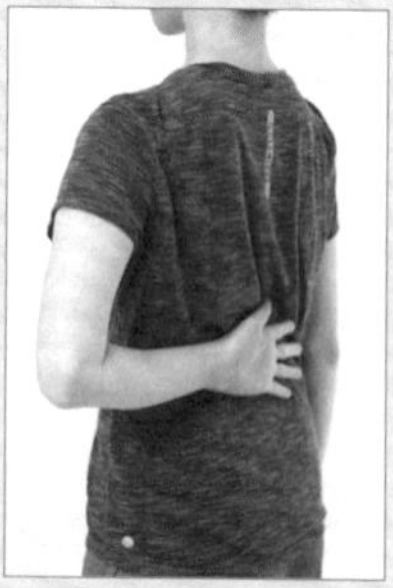

POINT

手往後放在背部，手背上下移動，自然地感受背部曲線。

②坐在椅上

坐下時特別留意，保持跟站立時一樣的腰部曲線。
腰部是否前彎，比背部與臀部之間的線條更重要。

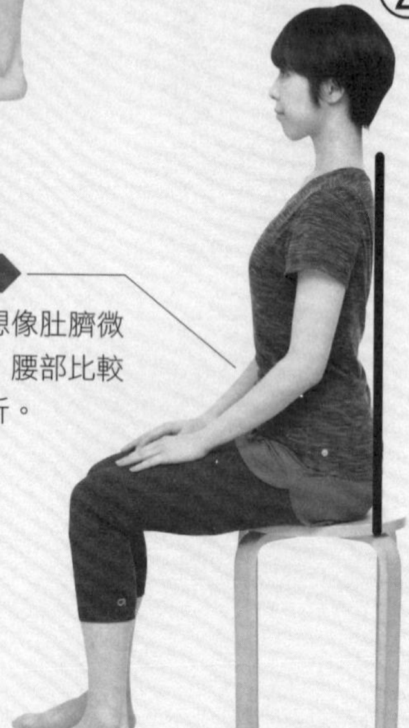

POINT

坐下時想像肚臍微微突出，腰部比較容易反折。

✖NG

如果腰部線條是平的，表示腰的彎度不足。

③手壓住背肌 感受肌肉的硬度

雙手從兩側放到背部，碰觸脊骨的位置並加以確認。背肌在脊骨外側 5 公釐處（豎脊肌等），用力按住背肌，按到最後持續感受肌肉的硬度。

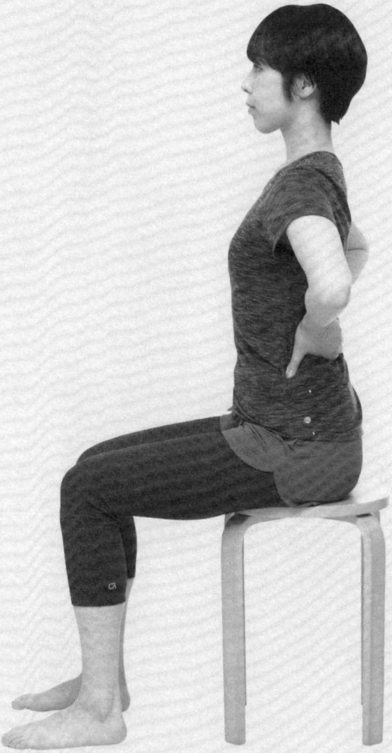

POINT

雙手往後放在背部，以指尖確認脊骨。手放在肚臍背面的位置。

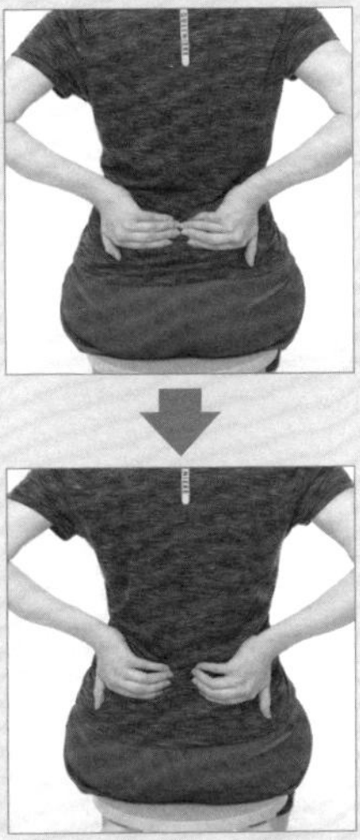

用力壓住脊骨外側 5 公釐的背肌。

④保持這個狀態
微微往上看

背部保持S形曲線的姿勢（腰部凹陷的狀態），兩指感受背肌的硬度，同時微微往上看。

POINT

仰頭向上看可以進一步矯正駝背。

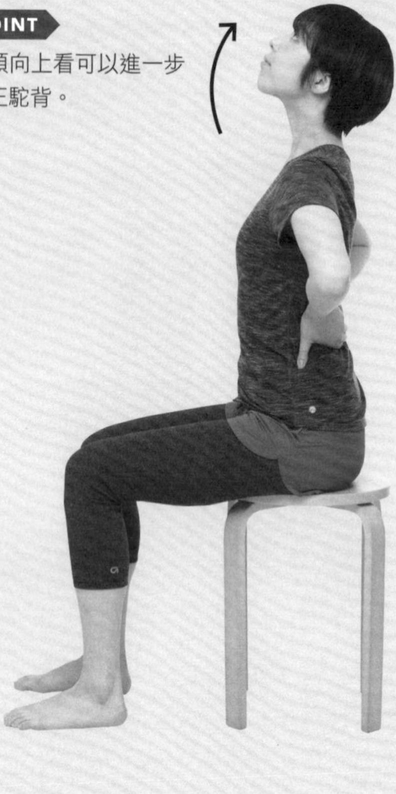

✖NG

專心感受背肌，注意不要彎曲背部！

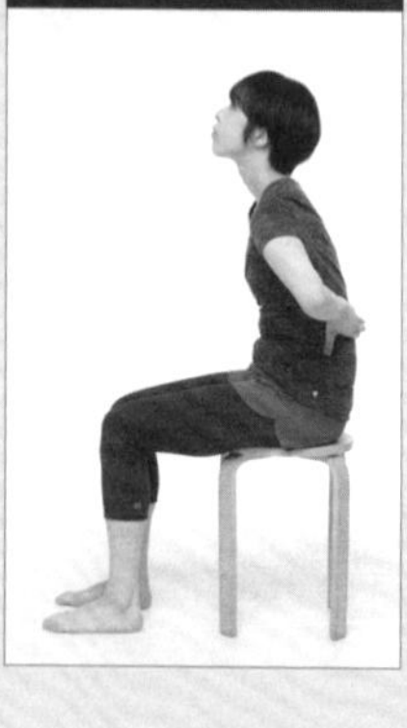

⑤繼續仰頭，下巴前推

下巴往前推，上半身從大腿根部開始微微前傾。手指繼續感受背部的S形曲線，以及背肌的硬度。

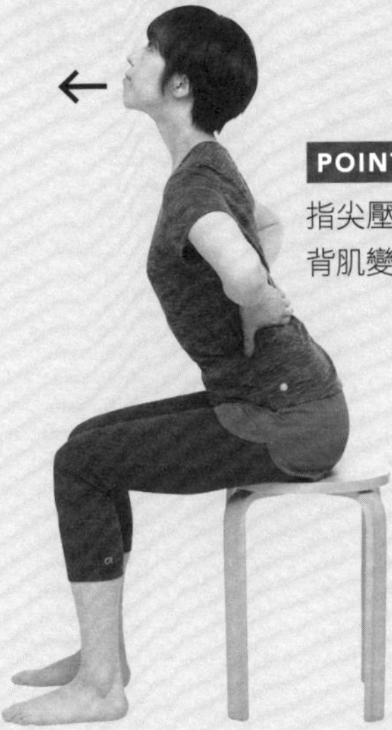

POINT

指尖壓著背肌，背肌變硬。

✕NG

上半身前傾時，注意不要彎曲背部！訣竅是維持腰部反折的姿勢，身體從大腿根部往前倒。

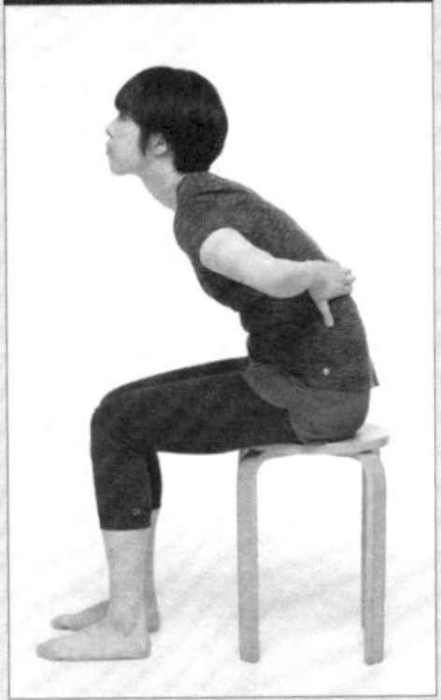

⑥提起上半身，止於背肌變軟的位置

繼續仰頭，上半身慢慢立回來。以指尖感受背肌，背肌突然放鬆時，就是不會造成腰部負擔的最佳平衡角度。身體維持這個角度，臉面向正前方，手掌朝上放在大腿根部。

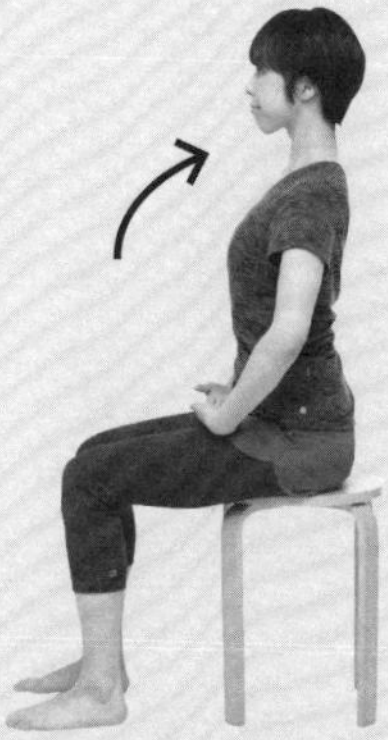

不造成腰部負擔的基本坐姿完成了！

覺得很困難的人，推薦利用椅背練習的「拉臀坐法」

習慣駝背坐下的人很難維持挺直骨盆的姿勢。不知不覺呈癱坐姿勢的人，請嘗試利用椅背或牆壁調整坐姿。椅背或牆壁支撐背部，避免骨盆往後倒，就能輕鬆維持姿勢。這個動作需要將臀部用力往後拉，我將它稱為「拉臀坐法」。拉臀坐法就像還不會騎腳踏車的人，使用輔助輪來練習騎腳踏車一樣。請多加練習，總有一天不靠支撐也能自己挺直骨盆。

練習的椅子最好盡可能使用筆直（接近垂直）的椅背，高度以腳碰得到地為佳。如果使用椅背傾斜的椅子，可以採取第67頁的方法。沙發這類座椅深度較長的椅子，無法讓臀部充分往後拉，因此不適用。

推薦不會「基本坐姿」的人採取「椅子拉臀坐法」

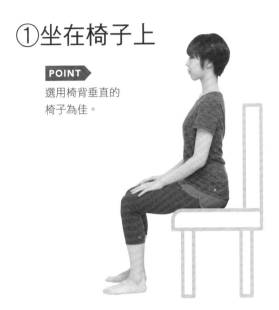

①坐在椅子上

POINT

選用椅背垂直的
椅子為佳。

POINT

仰頭往上看，
伸展後背。

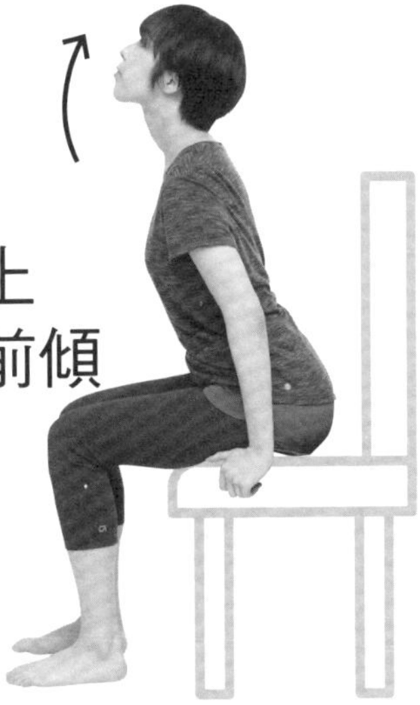

②仰頭向上 上半身前傾

下巴輕輕抬起，
保持仰頭姿勢，
身體從大腿根部
往前倒。

③臀部往後拉

保持抬頭、身體前傾的姿勢，
臀部盡可能地往後拉，
直到碰到椅背的底部。

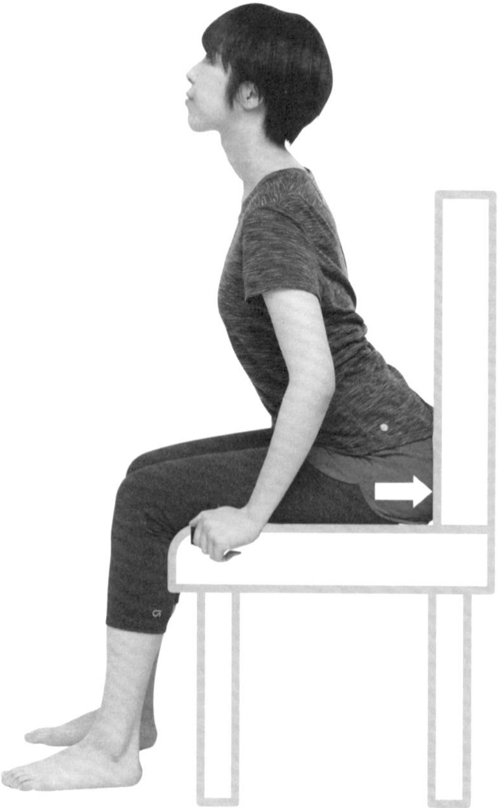

④臀部緊貼椅背，身體挺起來

臀部緊貼椅背底部，上半身挺起來。臉面向正前方，肩膀往兩側拉開。運用椅背支撐骨盆，維持直立的姿勢。

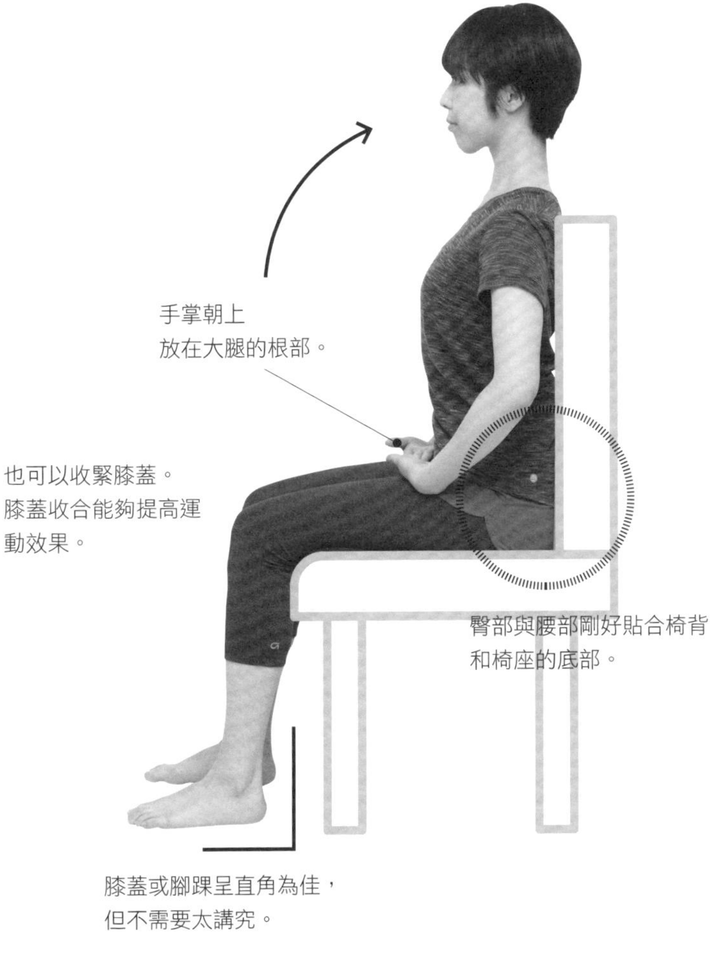
手掌朝上
放在大腿的根部。
也可以收緊膝蓋。
膝蓋收合能夠提高運
動效果。
臀部與腰部剛好貼合椅背
和椅座的底部。
膝蓋或腳踝呈直角為佳，
但不需要太講究。

透過「拉臀坐法」掌握立起骨盆的感覺

①在牆壁前面盤腿坐下

身體與牆壁保持一點距離，盤腿坐下。
也可以雙腿伸直坐下。

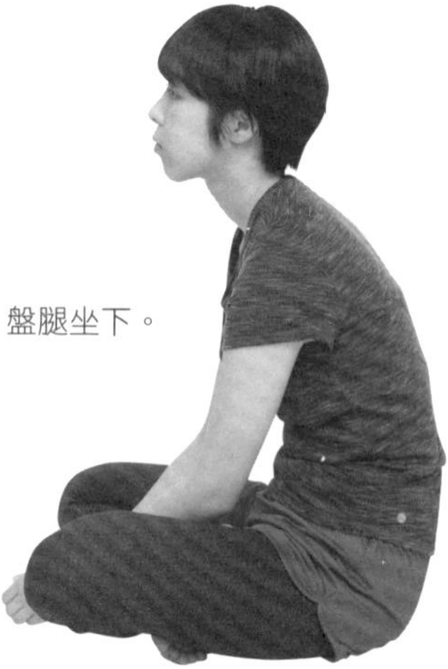

②抬頭往上身體前傾

保持下巴微微抬高的
仰頭姿勢，身體往前倒。

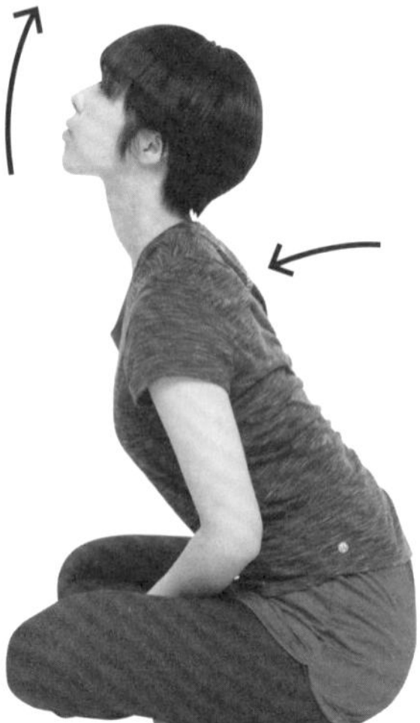

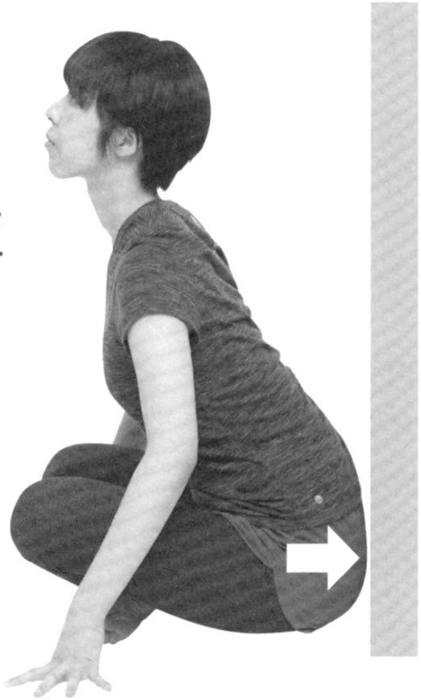

③臀部往後拉

繼續抬頭，身體前傾，
臀部往後拉，直到碰到
牆壁為止。

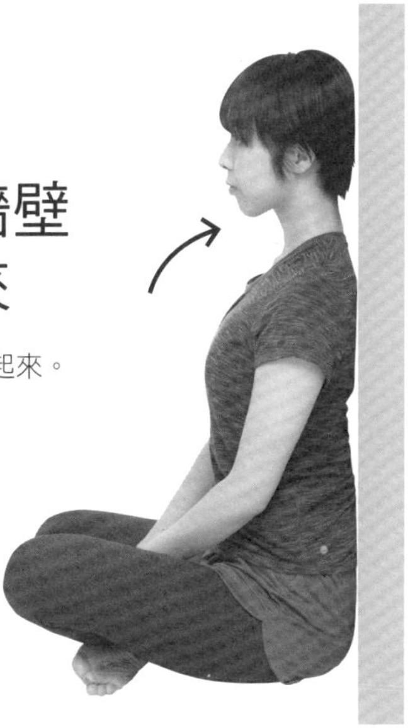

④臀部貼緊牆壁身體挺起來

臀部貼緊牆壁，上半身挺起來。
利用牆壁輔助骨盆立起。

:: 無法坐好的人，請利用椅背與桌子固定骨盆維持挺直

用椅背支撐並挺起骨盆，將桌子靠緊腹部，從前後兩側輔助身體。
保持骨盆挺直的姿勢。

坐在有椅背的椅子上，
採取第61頁的拉臀坐法

臀部保持緊貼椅背的姿勢，將桌子靠近腹部，使整張椅子貼著身體。可以從椅背和桌子的兩側支撐挺直的骨盆。

等熟悉動作後，
慢慢減少椅背的使用時間

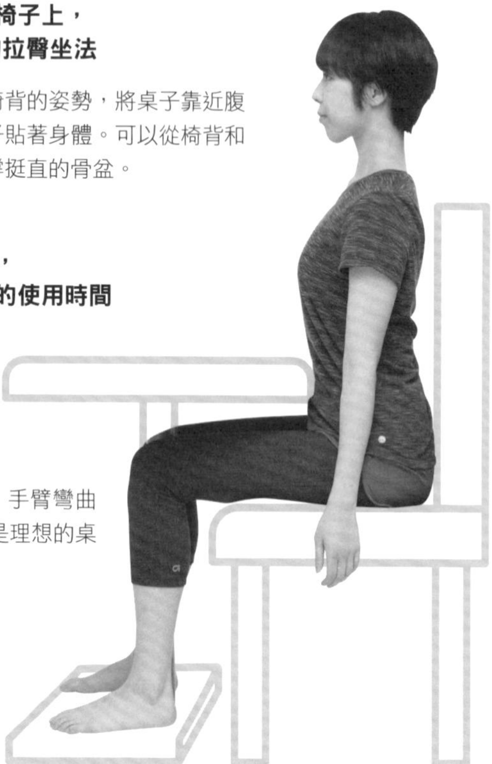

坐在椅子上時，手臂彎曲90度置於桌上是理想的桌子高度。

如果椅子太高，則在腳下墊一塊板子之類的踏板加以調整，使腳底剛好貼合地面。

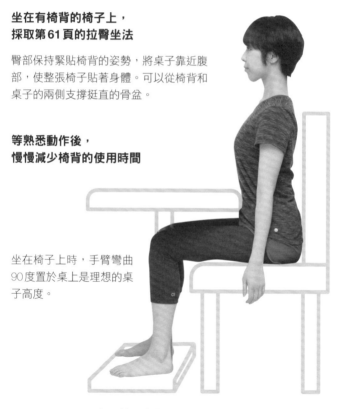

:: 斜椅背搭配托盤，
同樣有效輔助骨盆挺直

加工家中的椅子，製作垂直的椅背，靠自己做的支撐工具來立起骨盆吧。使用百元商店的塑膠托盤，就能輕鬆做出垂直的椅背。

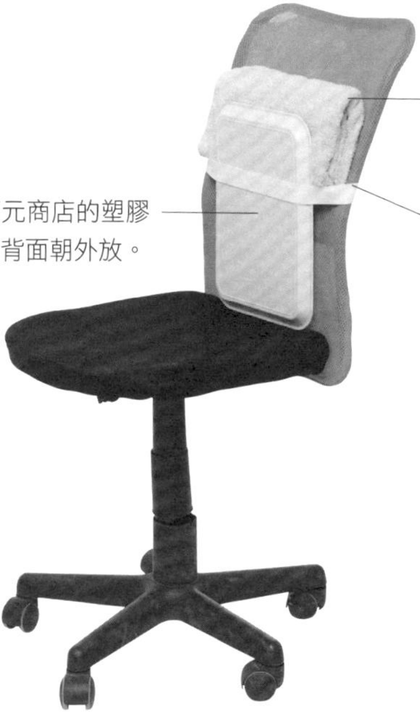
中間夾一塊浴巾，
托盤保持垂直。
托盤，背面朝外放。
用膠帶繞一圈，
將托盤固定。

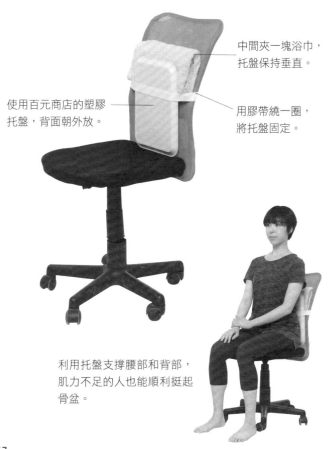

利用托盤支撐腰部和背部，肌力不足的人也能順利挺起骨盆。

整頓自家辦公環境，不把腰痛帶回家！

長時間進行文書事務或用電腦工作，脖子總會往下彎、彎腰駝背，往往呈現骨盆後傾的姿勢，增加腰部或肩膀的負擔。因此，我們應該將辦公空間調整成不造成腰部負擔的環境。

其中的關鍵在於椅子及電腦螢幕的高度。椅子太高會壓迫大腿，造成大腿浮腫等問題。如果不改變椅子高度，則要在腳下放置箱子或板子，使整個腳底貼合地面。

使用筆記型電腦時，螢幕上端應與視線保持平行，請在下方墊一個箱子或幾本雜誌，調整螢幕的高度。連接分開販售的外接鍵盤，放在桌上使用就不會造成背部或腰部彎曲，以不增加腰部負擔的姿勢持續工作。

理想的電腦工作環境

POINT ❸

螢幕的位置

眼睛看向正前方，理想高度是螢幕上端與視線保持平行。使用筆記型電腦時，螢幕容易低於視線高度，因此要在下面墊上箱子或雜誌加以調整。

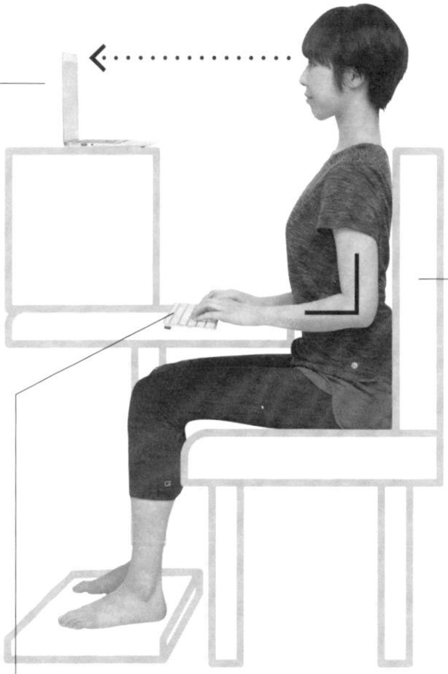

POINT ❶ **座椅高度**

採基本坐姿（P55），坐下時骨盆挺起，後背伸直，腳底緊貼地面。手肘、腳踝、膝蓋、髖關節儘量呈直角。遇到腳懸在空中的情況時，用踏板調整高度。

POINT ❷ **鍵盤與滑鼠的位置**

肩膀放鬆，手臂垂放在身體兩側。
將鍵盤和滑鼠放在手肘彎曲90度的地方。

改善坐姿好處多①
打造堅韌體魄

學會基本坐姿除了可以改善腰痛之外，還能帶來各種好處。坐姿看起來當然年輕又端莊，身體本身也由內而外產生變化。基本坐姿能對連接脊骨的肌肉減輕負擔，不易累積肌肉疲勞，進而改善腰痛、肩膀僵硬等各種身體狀況。以下為你介紹幾個例子。

●預防跌倒

如果以陀螺來比喻，脊骨、脊骨底座的骨盆就是陀螺的軸心。它們具備身體平衡感知力，身體軸心非常穩定，因此不容易發生跌倒。

●預防絆倒

挺直骨盆的四種肌肉當中，髂腰肌和股直肌是站立時負責抬起大腿的肌肉。增加挺直骨盆坐下的時間，也能同時鍛鍊到這些肌肉，將腿抬得更高，更不容易絆倒。

●維持運動能力

運動姿勢往往會加重身體的負擔，不僅無法維持健康，甚至可能因受傷而危及健康狀態。平時透過基本坐姿，不僅能減輕肌肉負擔，還能提高運動效率，進而減少對身體的傷害。

●改善膝蓋痛

膝蓋會隨著年齡增長而逐漸感到疼痛。「骨關節炎」是很常出現的膝蓋問題，學會如何維持基本坐姿就能預防骨關節炎。大腿後肌是與膝蓋彎曲及伸展有關的肌肉，基本坐姿能增加大腿後肌的柔軟度，使膝蓋更易於彎曲，減輕膝蓋軟骨或關節的負擔。

●預防壓迫性骨折

人到了高齡期，骨質疏鬆症逐漸惡化，即使沒有發生跌倒之類的主因，也很容易出現壓迫性骨折。長年持續彎腰駝背的習慣，脊骨前側可能因為一直被壓迫而受傷。養成不駝背的坐姿習慣才能降低壓迫性骨折的風險。

●預防火燒心

胃酸之類的消化液會在胃裡消化食物。胃酸的成分是鹽酸，胃酸過多會造成胃的內部或胃食道受傷，引發火燒心的症狀。

連接胃部的自律神經長在背部中間的脊骨上，長期駝背會影響自律神經，干擾胃酸中和並導致胃酸過多，容易引起火燒心。

背部伸展坐姿的維持時間變長，可以消除駝背對自律神經造成的不良影響，更不容易引起火燒心。

●打造不易誤嚥的身體

誤嚥是指食物未進入食道，誤入氣管的狀況。雖然誤嚥時可藉由咳嗽等動作將食物吐出來，但如果吐不出來，原本處於無菌狀態的肺部會繁殖細菌，導致誤嚥性肺炎。根據日本厚生勞動省提供的數據，二〇一九年因誤嚥性肺炎死亡的人數，全年達四萬人以上，位居國民死因第六名。

我從姿勢與誤嚥之關係的多項研究中得知，駝背的姿勢（也就是背部彎曲且下巴前凸的姿勢）很容易造成誤嚥。而且，由於胸廓的可活動範圍縮小且肺活量變小，導致誤嚥時吐出食物的力道更小。

針對這個問題，只要學會如何掌握基本坐姿，就能打造不易誤嚥、肺活量更好，誤嚥時能吐出食物的身體。

改善坐姿好處多②
大腦提神，預防失智，心境更樂觀

學會基本坐姿後，不僅身體產生變化，心境也會跟著改變。大腦變得更清醒，想法更樂觀。

我來舉幾個例子吧。

●產生動力，正向思考

我以前真實感受到，當自己失落時總會挺起腰桿，自然地正向思考。這是特別注意身體姿勢的我才能養成的習慣，還是一般人也會這麼做呢？我對此產生了興趣。

於是，我在二〇一一年請十多歲至八十多歲，共兩百零六名的男女受試者協助，針對姿勢是否影響人的心情進行驗證。其中有八〇%以上的人表示「伸展背部時更容易產生正向心情，彎曲背部時比較容易感到消極」。後來，我在早稻田大學繼續展開超過一千人的調查研究。最後得出的結果是——心理狀態明顯受到人體姿勢的影響。

腦科學領域已得知，臉部表情或肢體語言會影響大腦，使腦中的血流量產生變化。我們可以運用這種大腦機制，在提不起勁的時候，藉由伸展背部來影響大腦，進而提高幹勁。

駝背是一種暫時休息的姿勢，所以當人準備行動時，駝背反而會變成剎車機制。休息當然是必要的行為，但想要展開某項行動時，請坐著挺起骨盆，拆除意志力的煞車機制。

●預防失智症

或許你會覺得很意外，其實失智症也與姿勢有關。

一項針對超過一萬名高齡者的研究顯示，失智症的罹患風險會因步伐的大小

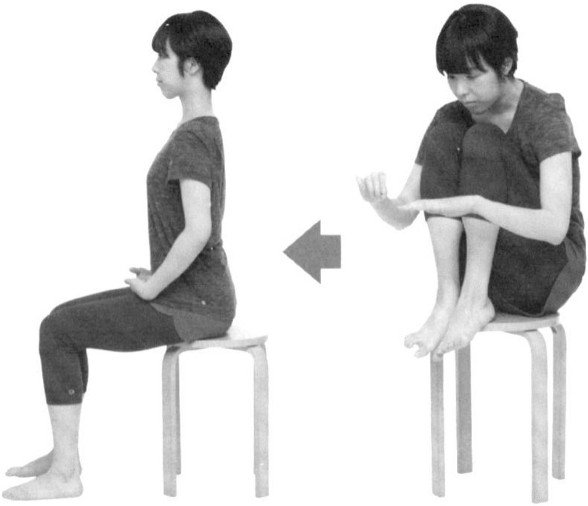

而大幅改變（日本國立環境研究所／谷口優）。相較於「大步伐的人」，「小步伐的人」罹患失智症的機率增加三・三九倍，步伐只要加大五公分，就有機會降低失智症的機率。

為了維持大步伐，後背伸直的姿勢十分重要。此外，坐著立起骨盆能鍛鍊到走路時負責抬腳的肌肉，是加大步伐的關鍵動作。

實際做看看會發現，走路時挺直身體確實比彎腰駝背更容易往前邁開腳步，步伐因此變大。養成挺起骨盆並伸展後背的習慣，就能輕鬆地大步走路，有機會降低罹患失智症的風險。

坐著就能挺直骨盆，辦公好物推薦！

Column 4

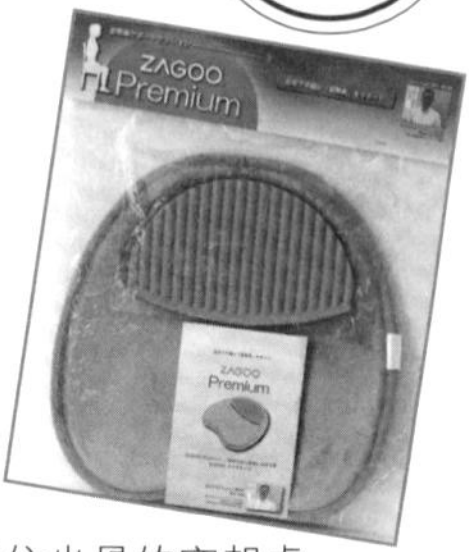

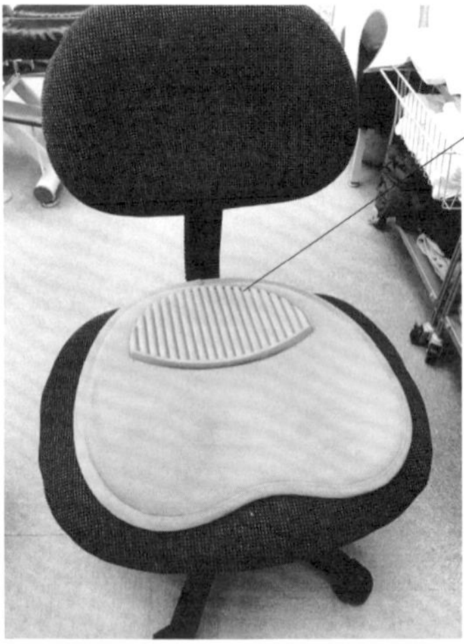

可以穩住坐骨的突起處
正是其優點。

可拆式薄軟墊的坐姿輔助工具。將坐墊放在有椅背的椅子上使用，就能輕易維持立起骨盆的姿勢。

ZAGOO　Premium

從20年的姿勢研究中誕生的木椅。只要坐上去就能消除因身體姿勢不良而產生的不安感。推薦長時間從事文書工作，有肩膀僵硬或腰痛煩惱的人使用。

ZAGOO椅

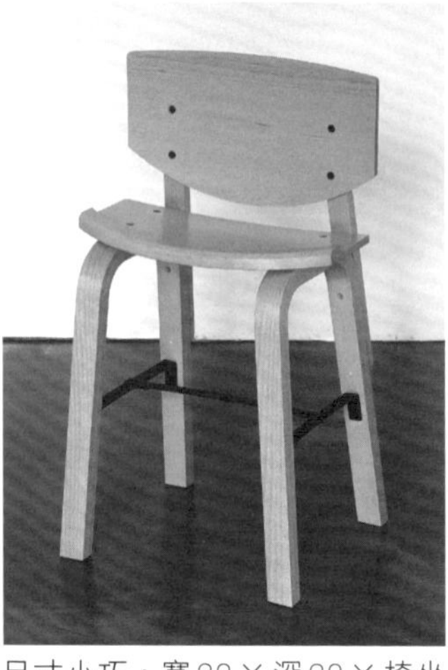

尺寸小巧，寬32×深32×椅坐高41㎝×整體高63㎝。

第3章

改善姿勢之一——骨盆挺立運動

檢查骨盆的變形程度

長時間維持駝背的姿勢、坐著習慣翹二郎腿，或是站立時身體重心歪向左右其中一邊，這些日常生活中的微小習慣，經過長期累積會導致骨盆變形。一般認為，骨盆變形大多是薦髂關節歪斜。接下來將介紹檢查骨盆是否變形的方法。

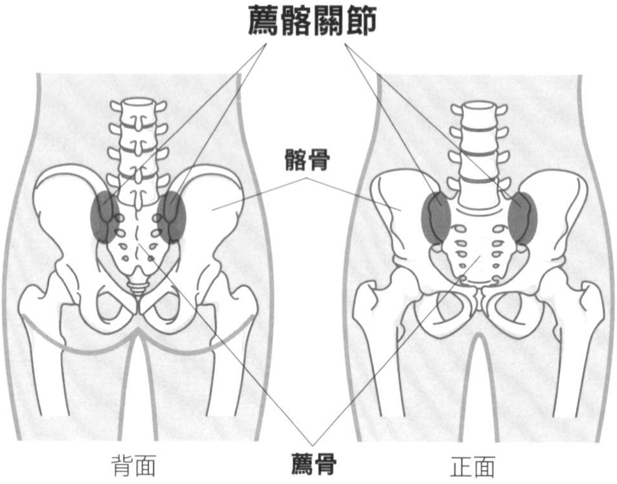

:: Check 1

手可以碰到腿部側邊的哪裡？

身體站直，兩手臂分別放在腿的側邊，在不勉強的範圍內，看看手能延伸到哪個位置。
假如左右兩邊碰到的高度位置不同，表示骨盆有可能變形了。

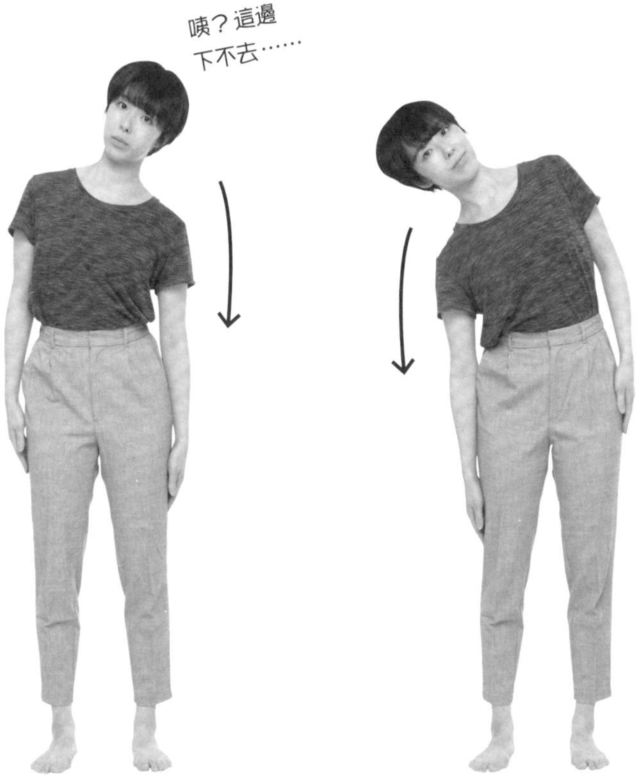

:: Check 2

腰線是否與地面平行？

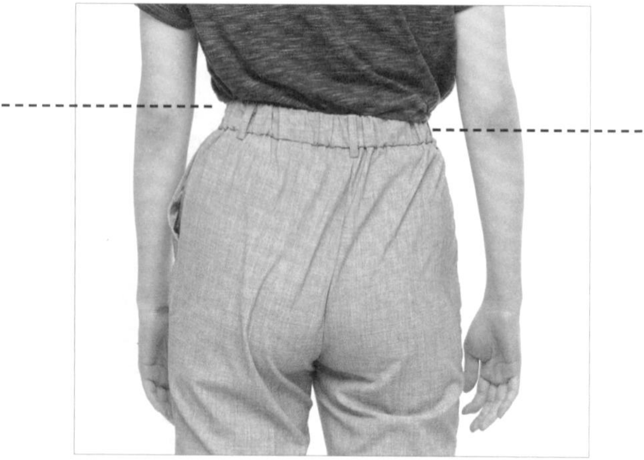

骨盆一旦發生變形，左右兩邊無法取得平衡。這時會出現腰線位置未與地面平行，臀部兩側口袋的高度不同，或是裙子轉動的情形。

:: Check 3

褲子下擺的高度一樣嗎？

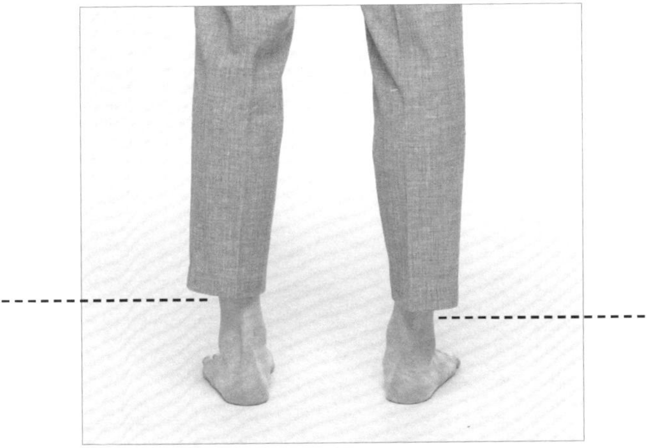

長時間穿著長褲後，請你站在鏡子前面。從正面觀察褲子下擺，如果兩邊高度不一樣，就表示骨盆有可能發生變形。

透過骨盆挺立運動，
矯正骨盆歪斜！

提升大腿後側肌肉的柔軟度

大腿後肌伸展操

長時間坐著會導致大腿後肌（大腿背面的肌肉）變硬，形成腰痛的主要原因之一。在姿勢改善方面，大腿後肌的柔軟度是非常重要的條件。大腿後肌僵硬，坐下時骨盆會用力後傾，更難坐著挺起骨盆。

大腿後肌伸展操會大幅伸展兩雙腿背面的肌肉。但是，伸展到大腿背面或腰部疼痛的地方後，請不要繼續伸展。感覺「肌肉正在伸展」的程度就夠了。至於後背的部分，請一開始坐下就保持基本坐姿的S形曲線，以及骨盆立起的狀態，並且進行伸展。增加大腿後肌的柔軟度，骨盆更容易保持挺立。

1 :: 基本坐姿

坐在椅子的前側，以P55的基本坐姿坐下。

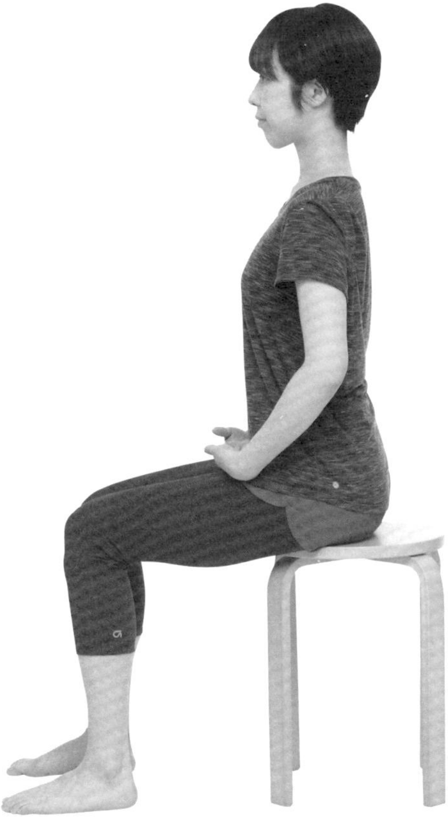

2 :: 雙腿往前伸展

膝蓋儘量伸直，雙腿往前伸展。

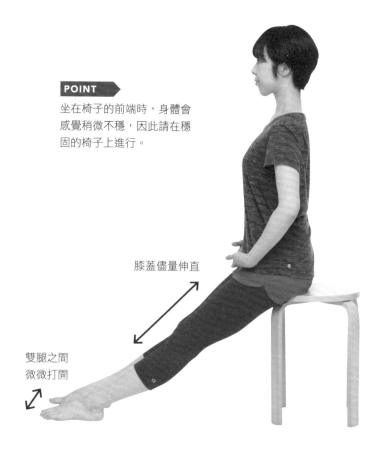

POINT

坐在椅子的前端時，身體會感覺稍微不穩，因此請在穩固的椅子上進行。

3 :: 腳尖往身體的方向勾

腳尖儘量往身體的方向勾起來。

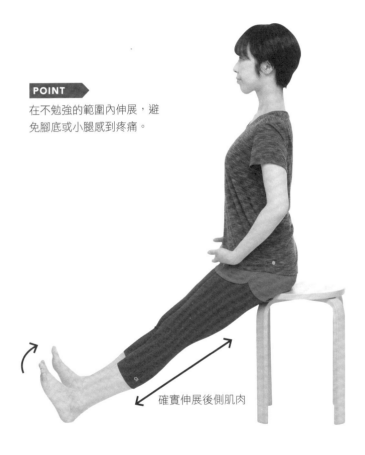

POINT
在不勉強的範圍內伸展，避免腳底或小腿感到疼痛。
確實伸展後側肌肉

4 :: 仰頭往上看

下巴抬起來，微微往上看。

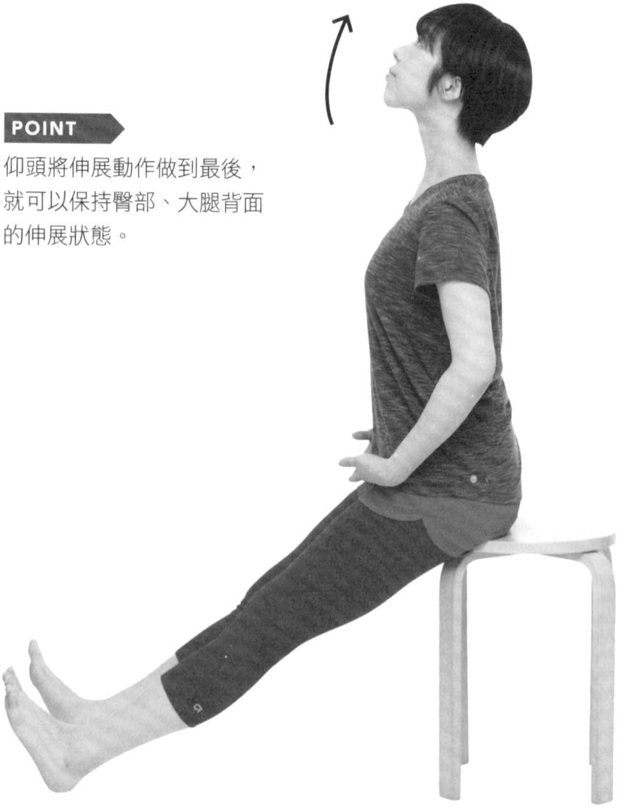

POINT

仰頭將伸展動作做到最後，就可以保持臀部、大腿背面的伸展狀態。

5 :: 上半身往前倒

保持抬頭姿勢，上半身從大腿根部往前倒。深呼吸2次，維持10～20秒。

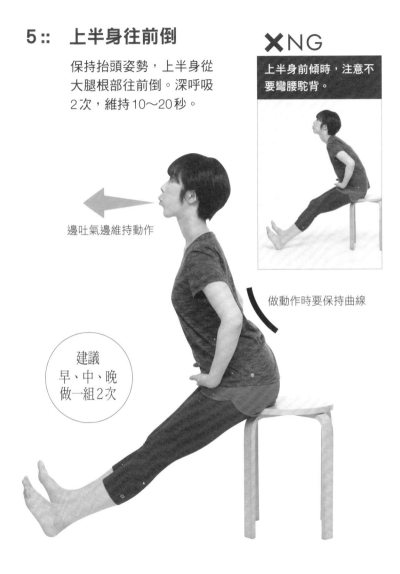

✕NG

上半身前傾時，注意不要彎腰駝背。

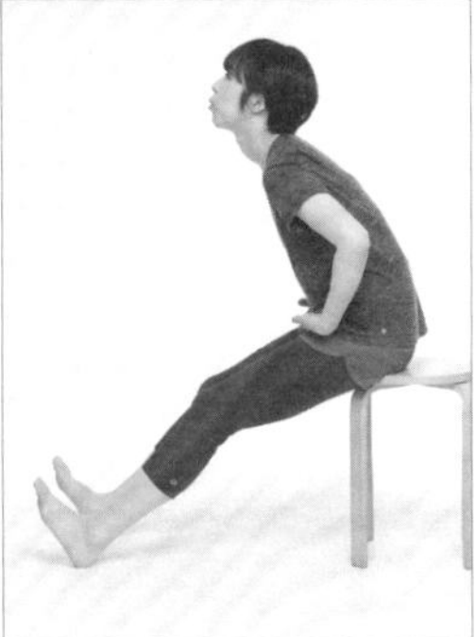

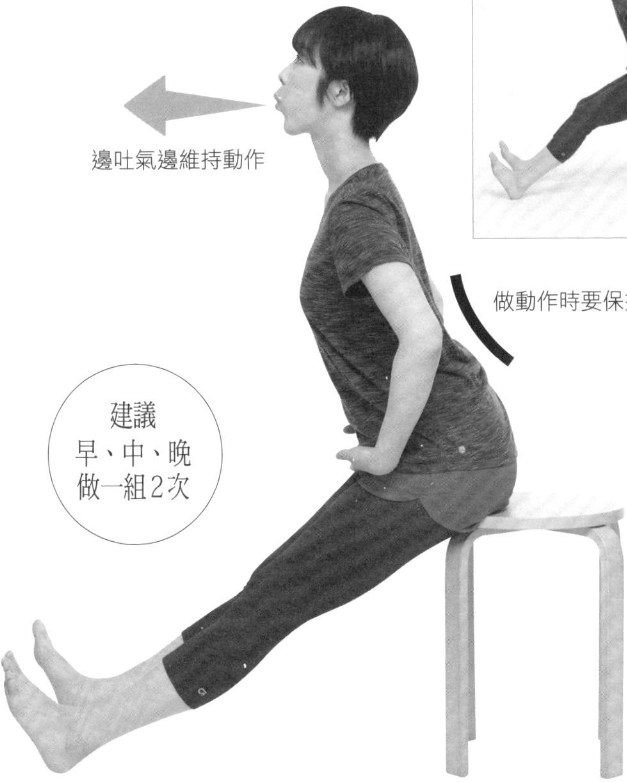

建議
早、中、晚
做一組2次

掌握「控制骨盆」的感覺

骨盆開關體操

坐下時，如果要將往後倒的骨盆挺起來，必須借助髂腰肌與股直肌的肌力。下一頁的說明中，「打開」是指只要保持基本坐姿，就能有效鍛鍊這些肌肉；「關閉」則是使骨盆後傾，可以更積極地鍛鍊肌肉。

骨盆開關體操看起來只是重複進行簡單動作，但反覆挺立、放鬆骨盆的練習，可以有效掌握「控制骨盆」的感覺。

開關骨盆各一次大約需要兩秒。立起骨盆時，腰部需要反折至一定程度，但也不能過度用力。

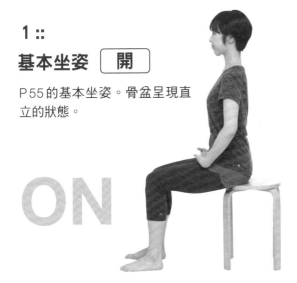

1 ::

基本坐姿　開

P55的基本坐姿。骨盆呈現直立的狀態。

ON

2 ::

骨盆後傾　關

有意識地將骨盆往後倒。
步驟**1**、**2**重複4次。

Off

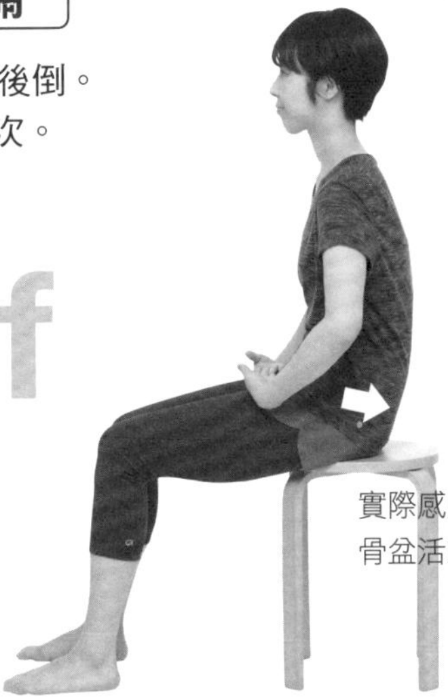

建議
早、中、晚
做一組各4次

檢查肩胛骨的柔軟度

背部彎曲時，肩膀也會跟著彎曲，肩胛骨往外展開。長時間保持這種姿勢，肩胛骨的動作會變遲緩，手臂愈來愈難活動。肩胛骨失去柔軟度會導致肩膀僵硬、四十肩或五十肩，還會加重腰部的負擔。重要的是，平時要記得多多活動肩胛骨。一起檢查看看肩胛骨的柔軟度吧。

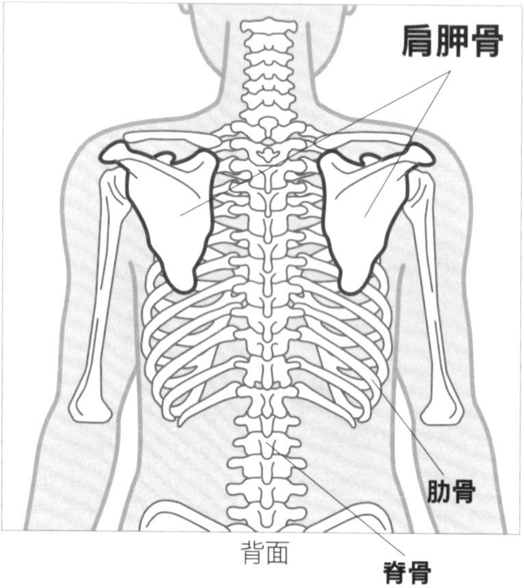

背面

Step 1 ::

手掌放在背部
雙手輕輕交握

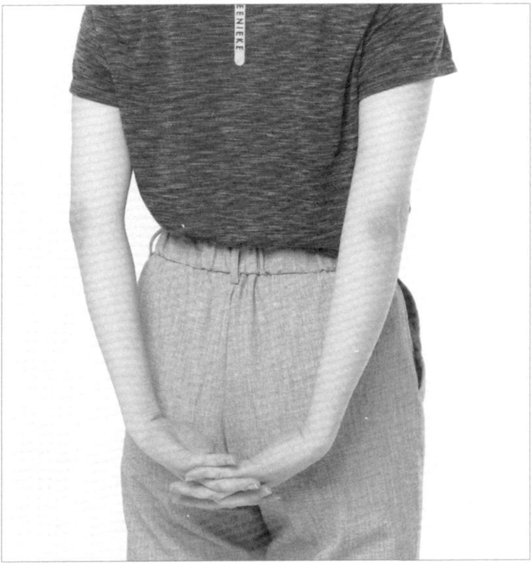

掌心朝上，雙手在背部交握。大部分的人應該都做得到，做不到的人可能表示肩胛骨的柔軟度變很差。

Step 2 ::

雙手繼續交握
伸展手肘

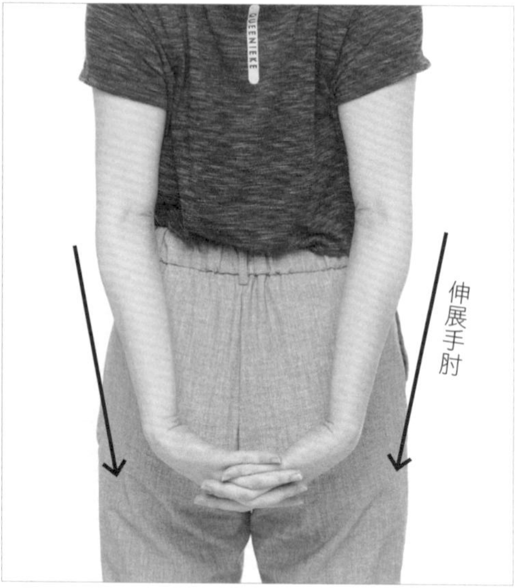

維持 Step 1 的狀態，試著將手肘伸直。做不出這個動作或是做起來有困難的人，就是肩胛骨失去柔軟度的信號。

Step 3 ::

繼續伸展手肘
反轉手掌

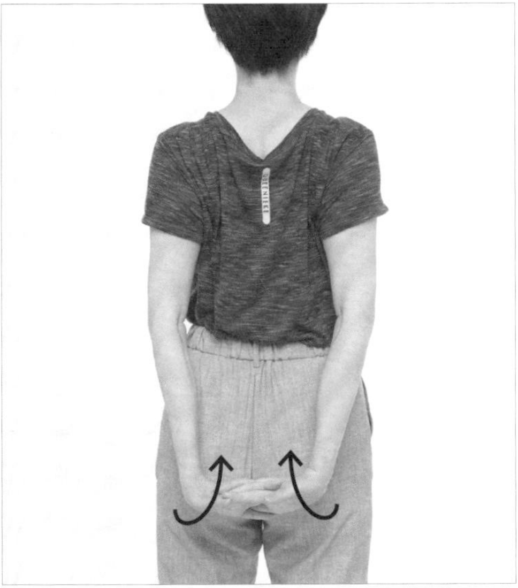

手肘保持伸展，反轉手掌使小拇指朝上。這個階段做不出來的人會變多。P118的「MAX手臂旋轉操」可以有效提高肩胛骨的柔軟度。

調整骨盆與脊骨的左右平衡

平衡體操

雖然想站挺身體，卻被別人提醒脖子或肩膀歪一邊，你有過這樣的經驗嗎？這是因為人有慣用手或慣用腳，身體兩側會在不知不覺間失去平衡。平衡體操可以重新調整失衡的身體。身體平衡跟第90頁的骨盆開闔體操一樣，可以培養身體感受控制骨盆的感覺。髂腰肌和腹斜肌是側腹的肌肉，側腹肌肉與腹肌可以被鍛鍊，不僅能預防腰痛，還有機會練出腰部的肌肉線條。

雖然剛開始身體會傾斜或是腳跟抬起，但沒有關係。身體在持續練習的過程中找到平衡，變得不再傾斜。熟悉體操之後，練習時就不要以腳出力。

1 :: 基本坐姿

以P55的基本坐姿坐下。
腰部呈現微彎的狀態。

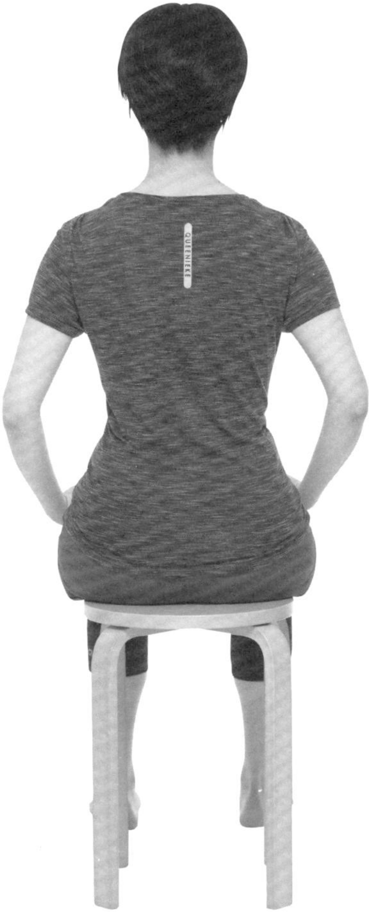

2 :: 抬起右臀

抬起臀部右側。剛開始上半身往左傾斜也沒關係。

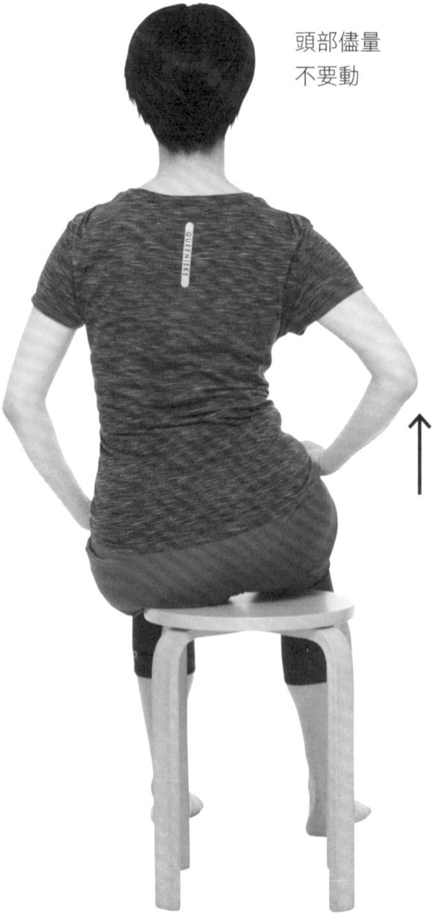

3 :: 抬起左臀

抬起臀部左側。
步驟 **2** 、 **3** 停留2秒。

建議
早、中、晚
做一組4次

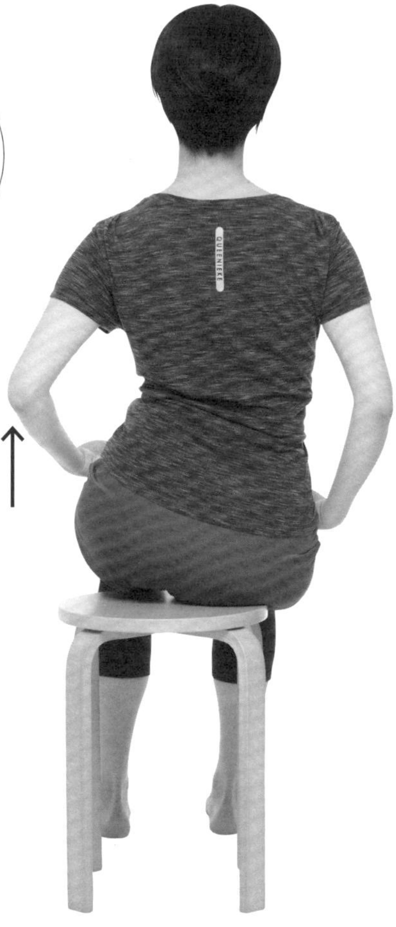

✕NG

儘量不抬起腳跟，身體不要傾斜。

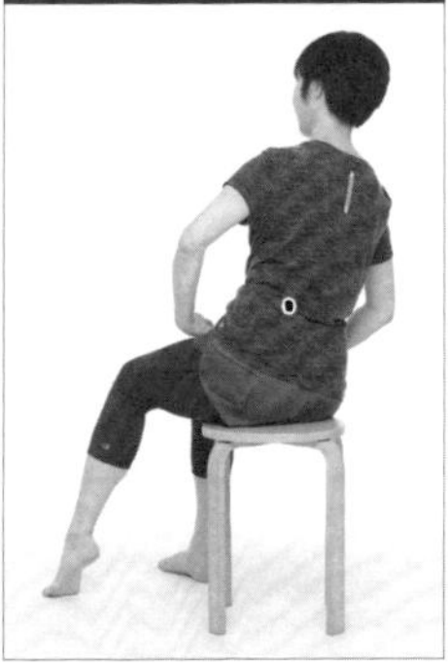

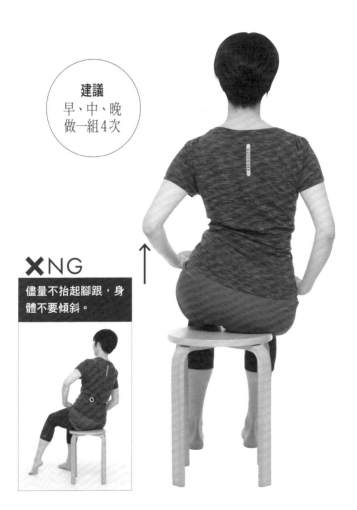

鍛鍊出易挺立的骨盆

坐著原地踏步

髂腰肌、股直肌具有抬腿功能，是走路或跑步這類動作不可或缺的肌肉。這些肌肉會在坐下時幫助骨盆立起。就讓我們練習坐著原地踏步，鍛鍊一下髂腰肌和股直肌吧。

練習重點在於一定要保持基本坐姿。駝著背練習不僅達不到效果，還會增加腰部的負擔，因此請多加注意。請採取第55頁的基本坐姿，或是第61頁的拉臀坐法。這個運動操也能感受到控制骨盆的感覺。

1 :: 基本坐姿

以P55的基本坐姿坐下。
腰部呈現微彎的狀態。

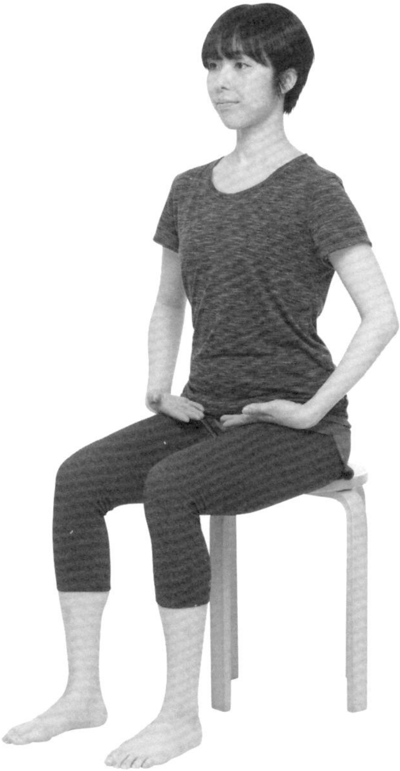

2 :: 右腿上下活動

像平常走路一樣上下活動右腿。腿抬太高會造成腰部彎曲，請適度活動。

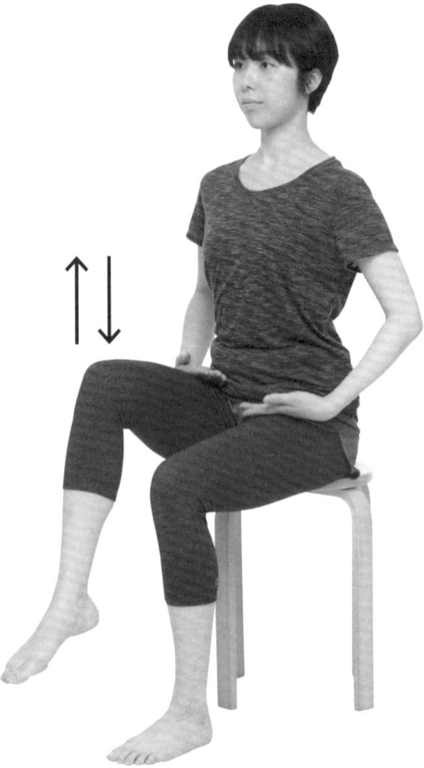

3 :: 左腿上下活動

左腿一樣上下活動。
上下踏步的速度約為2秒。

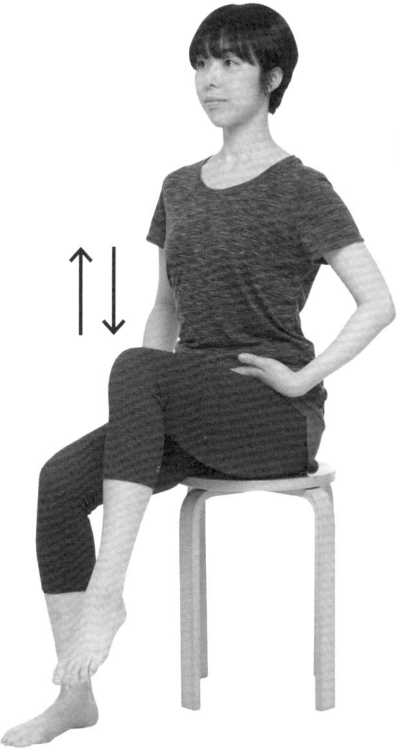

建議
早、中、晚
做一組各4次

✕NG

踏步時不要彎腰或左右傾斜。

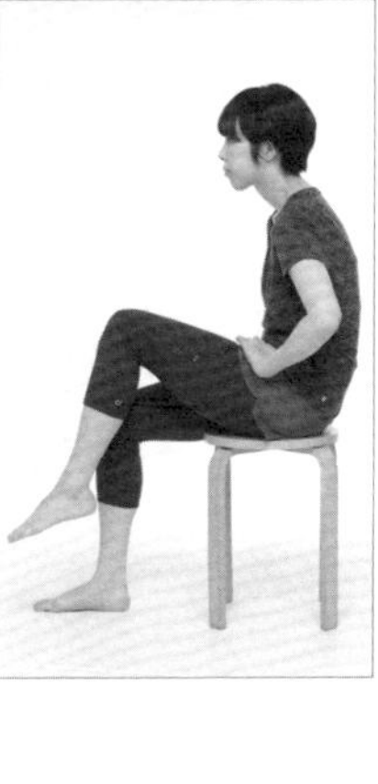

閃到腰或腰痛時，從椅子順利起身的方法

Column 5

發生閃到腰或其他嚴重的腰痛問題時，從椅子站起來會感到劇烈疼痛，腰部非常不舒服。為你介紹一下減輕疼痛感的站立方法吧。這個方法在必須上廁所時很有幫助。

腰輕輕往腹側彎曲，將骨盆挺起來，雙腿盡可能地打開。

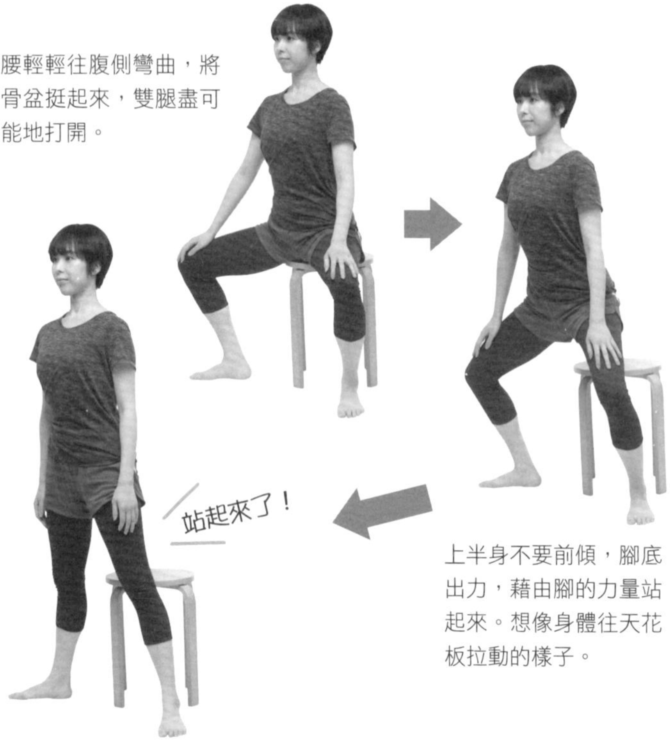

上半身不要前傾，腳底出力，藉由腳的力量站起來。想像身體往天花板拉動的樣子。

第4章

改善姿勢之二——伸展背部運動

貓背伸展操

做家事、文書事務或操作電腦，生活中大部分的動作都會用到身體前側。長時間過著低頭做事的生活，脊骨肯定會彎曲。但若是放著不管，就會養成駝背習慣，導致腰部疼痛。貓背伸展操可以重新調整背部彎曲的習慣，有效矯正駝背姿勢。

練習重點在於肩膀要確實拉開。肩膀不打開會增加脖子的負擔，引起頸部疼痛。此外，頭輕輕向後倒時，要避免整個上半身往後倒。

1 :: 採取基本坐姿，雙手在後面交握

以P55的基本坐姿坐下，手掌朝上放在臀部後方，雙手交握。

＼ 從後面看 ／

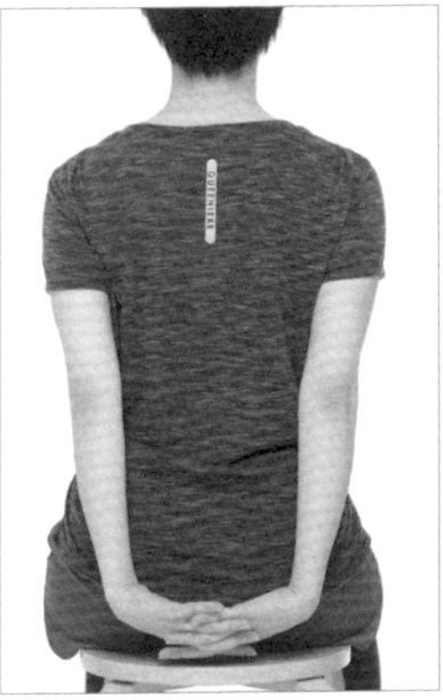

掌心朝上

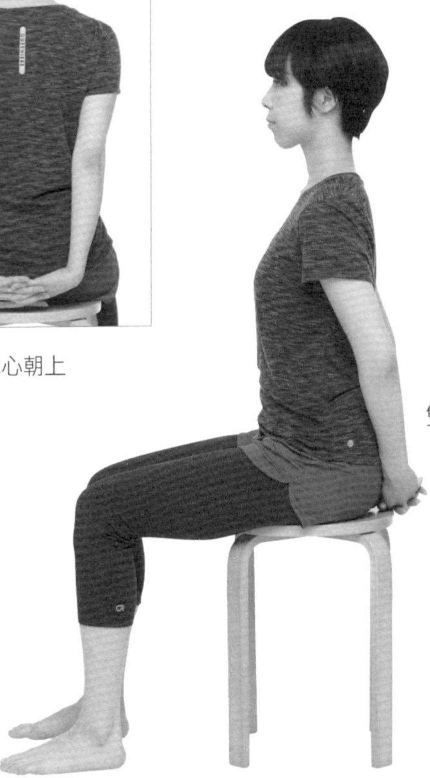

雙手輕輕交握

2 :: 一邊吐氣一邊用力拉開肩膀

鼻子吸氣，嘴巴微微吐氣，充分伸展肩膀。想像胸部擴張的樣子。

POINT

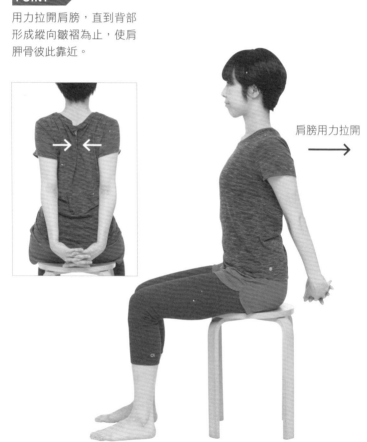

用力拉開肩膀，直到背部形成縱向皺褶為止，使肩胛骨彼此靠近。

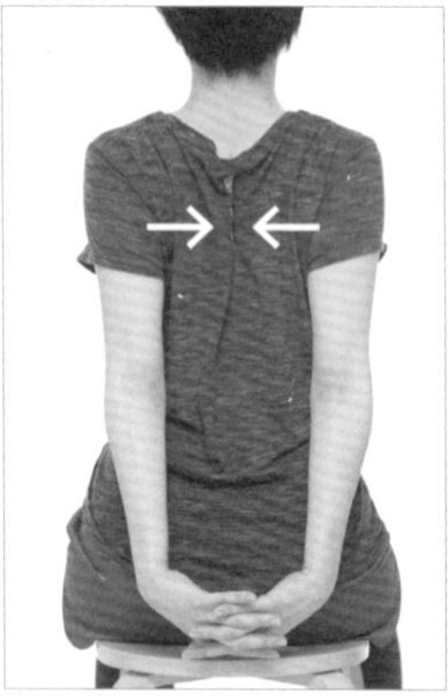

3 :: 頭往後倒

頭輕輕往後倒。想像胸部大幅擴張，一邊慢慢吐氣一邊伸展。維持3秒後放鬆肩膀。

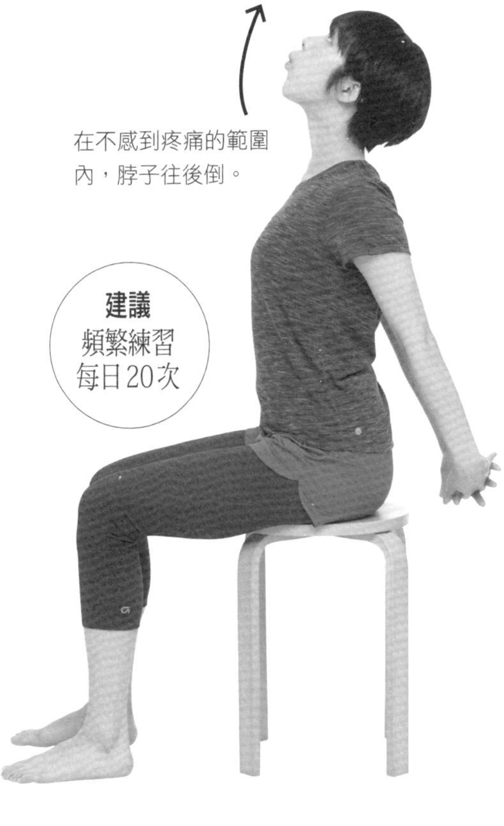
在不感到疼痛的範圍內，脖子往後倒。
建議
頻繁練習
每日20次

✕NG

腰部過度彎曲可能對腰造成傷害。

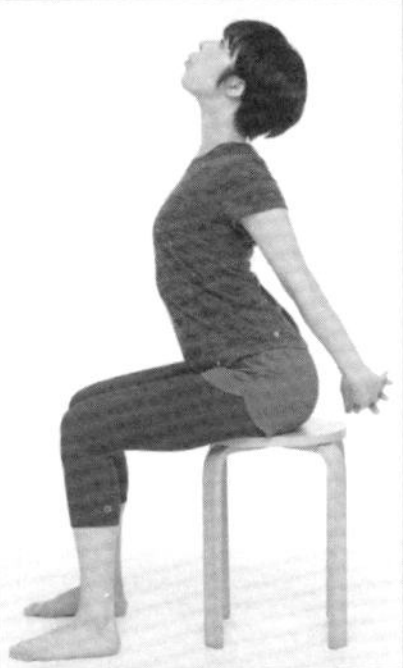

請注意，不拉開肩膀的話會增加脖子的負擔。

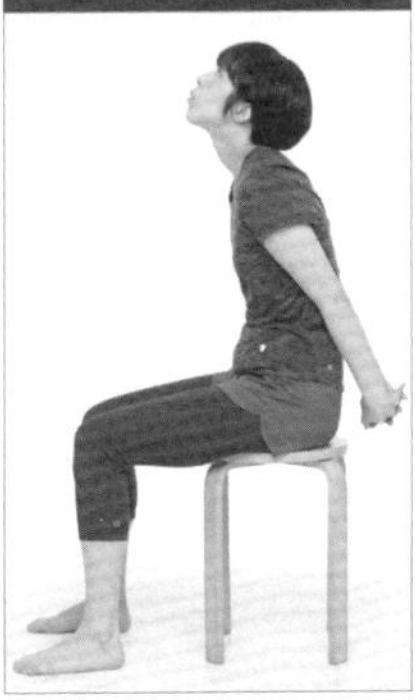

貓背伸展操 站姿版

站著做貓背伸展操，注意到的時候就能輕鬆做出來。
伸展時頭不往後倒也沒關係。

1 :: 身體站直

伸展背部，垂直站立。

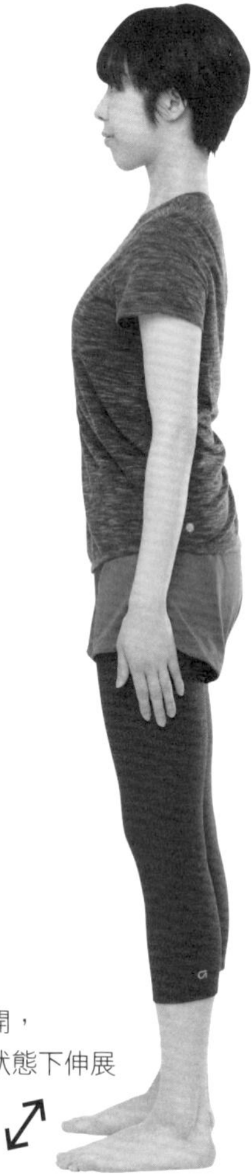

腳微微張開，
在穩定的狀態下伸展

2 :: 在身體後方雙手交握

雙手放在臀部後方，掌心朝上並輕輕交握。

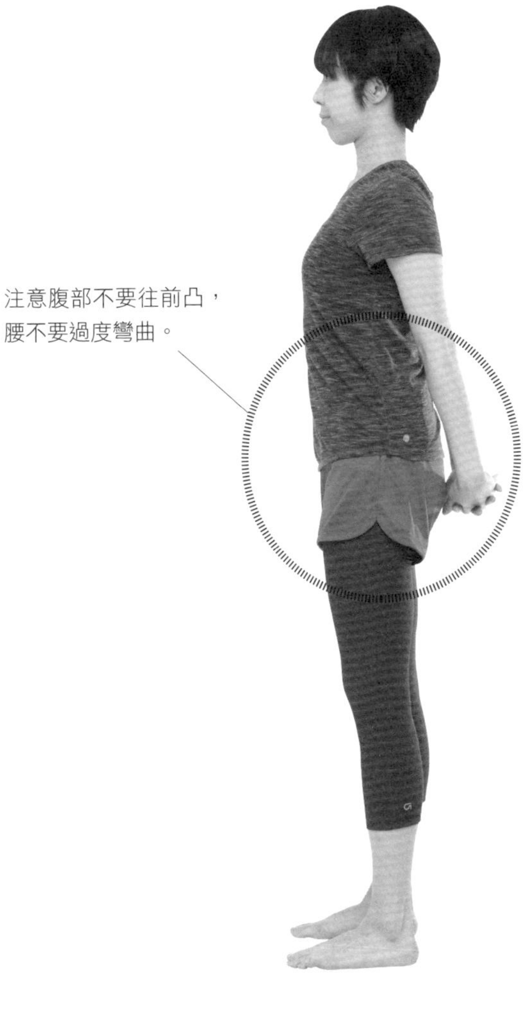

3 :: 雙肩用力拉開

擴張胸部，儘量將兩側肩膀拉開。

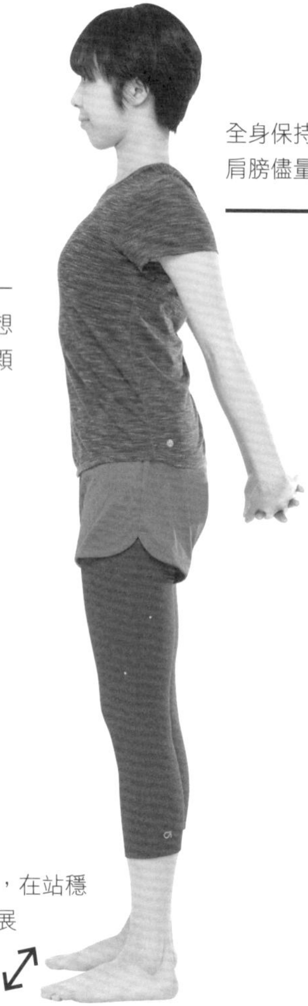

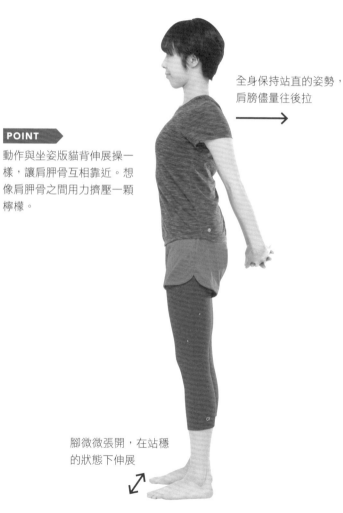

全身保持站直的姿勢，肩膀儘量往後拉

POINT

動作與坐姿版貓背伸展操一樣，讓肩胛骨互相靠近。想像肩胛骨之間用力擠壓一顆檸檬。

腳微微張開，在站穩的狀態下伸展

4 :: 頭部往後倒

肩膀繼續用力拉開，頭往後倒。維持3秒後，回到原本的姿勢。

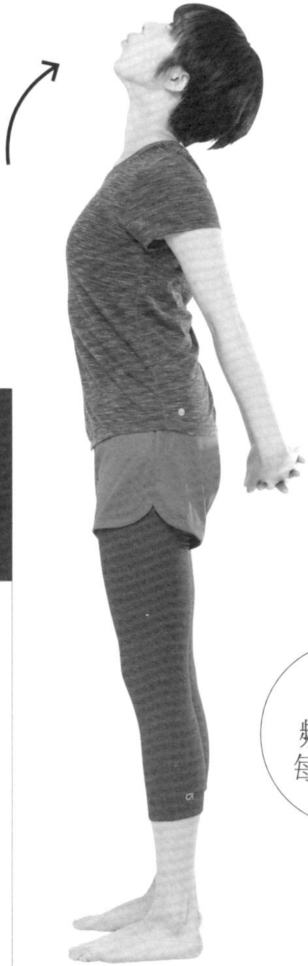

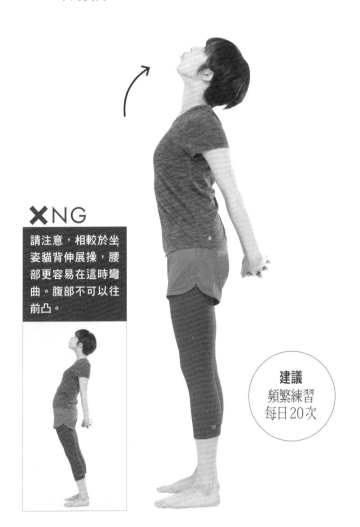

✕NG

請注意，相較於坐姿貓背伸展操，腰部更容易在這時彎曲。腹部不可以往前凸。

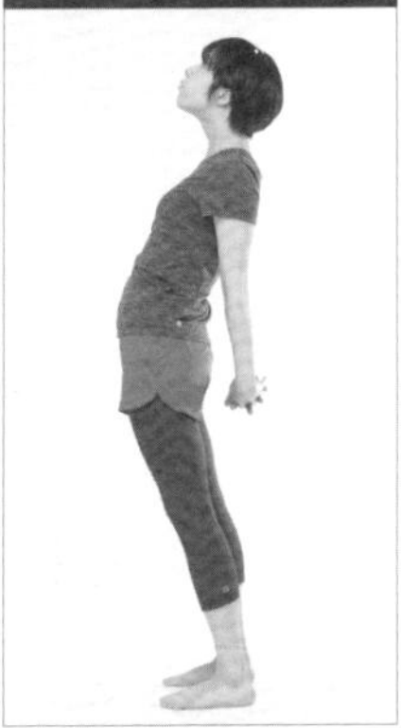

建議
頻繁練習
每日20次

貓背伸展操 躺姿版

躺著進行
貓背伸展操時，
將毛巾捲起來
做成「駝背矯正棒」。

1 :: 躺在駝背矯正棒的上方

將駝背矯正棒墊在肩胛骨下方，身體仰躺。感受彎曲的背部逐漸伸展，放鬆10～15分鐘。

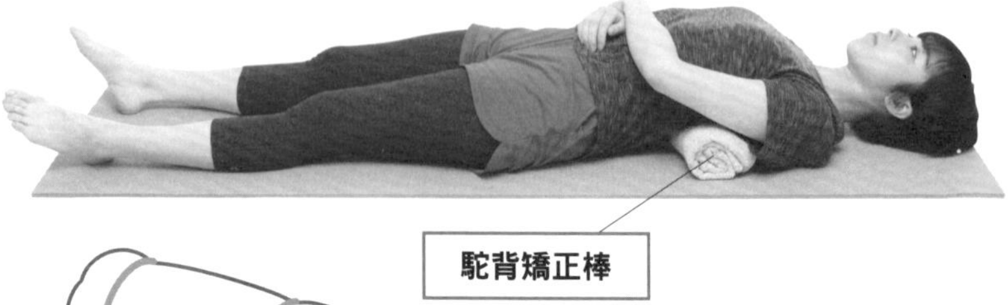

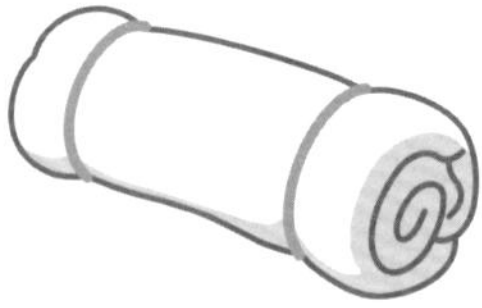

這就是「駝背矯正棒」

將毛巾捲起來，
製作駝背矯正棒

將毛巾折成4等分，捲成直徑約10公分的棒狀。用髮圈或橡皮筋將兩端綁起來。

將駝背矯正棒放在腰的下方
感覺很舒服

將駝背矯正棒放在腰的地方，
彎曲的腰因此得到伸展，感覺很舒服。

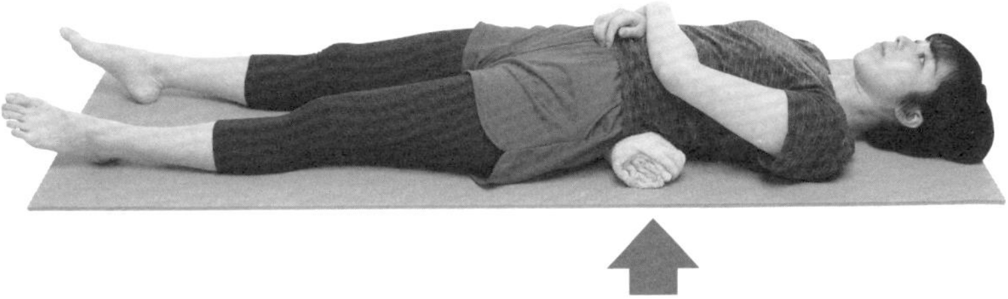

覺得腰過度彎曲的人請立起膝蓋

身體躺在駝背矯正棒上面，腰部感到疼痛或緊繃的人，請將膝蓋立起來。也可以用薄毛巾製作直徑較小的駝背矯正棒。

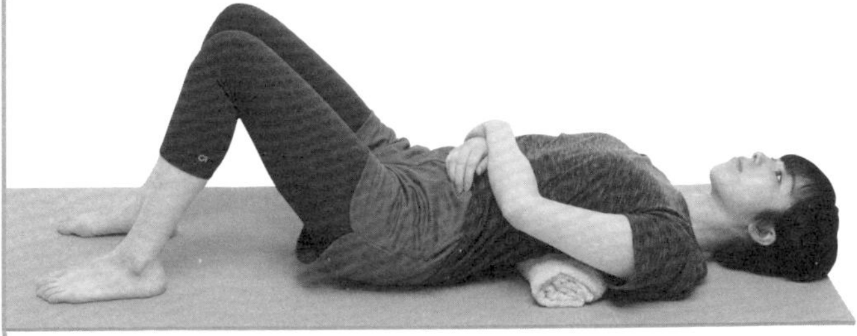

習慣駝背矯正棒的人
手臂向上伸展

已經習慣駝背矯正棒的人，請掌心向上，手臂往正上方伸展，維持10～15分鐘。如果腰或後背出現疼痛感，則不做此動作。

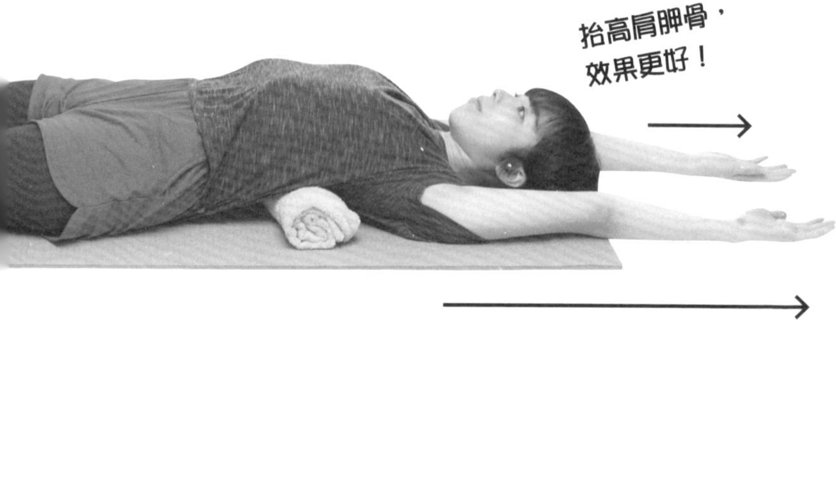

2 :: 抬起臀部，移開駝背矯正棒

移開駝背矯正棒時，請撐起膝蓋並抬高臀部，從側邊移開。不要扭動身體或是靠腹肌抬起身體。

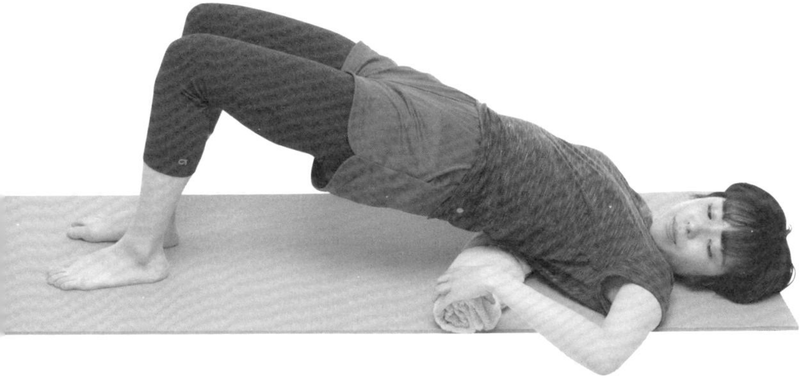

✖NG

不要扭轉身體再站起來。這麼做會對背部或肋骨造成傷害。

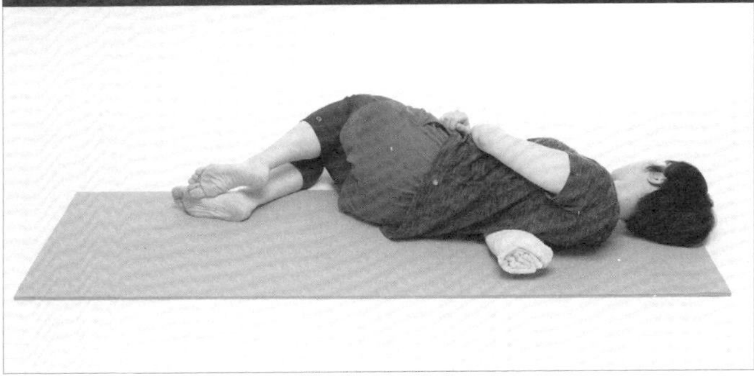

強化肩胛骨肌群

MAX手臂旋轉操

人經常低著頭過生活，容易造成背部彎曲。而且我們很少在日常生活中做出大幅活動肩膀的動作，因此肩膀的關節容易變僵硬。讓我們一起大幅度轉動手臂到極限，增加肩膀關節的活動力並伸展肌肉吧。只要平時多多活動肩膀，就能預防以五十肩為首的肩膀疼痛、肩膀僵硬、背部僵硬或圓肩等問題。鍛鍊上半身可以減輕腰部的負擔。

進行MAX手臂旋轉操時，請想像有人正在拉著自己伸展手臂，手臂儘量畫出大大的圓弧。

1 :: 基本坐姿

採取P55的基本坐姿，坐在椅子上。

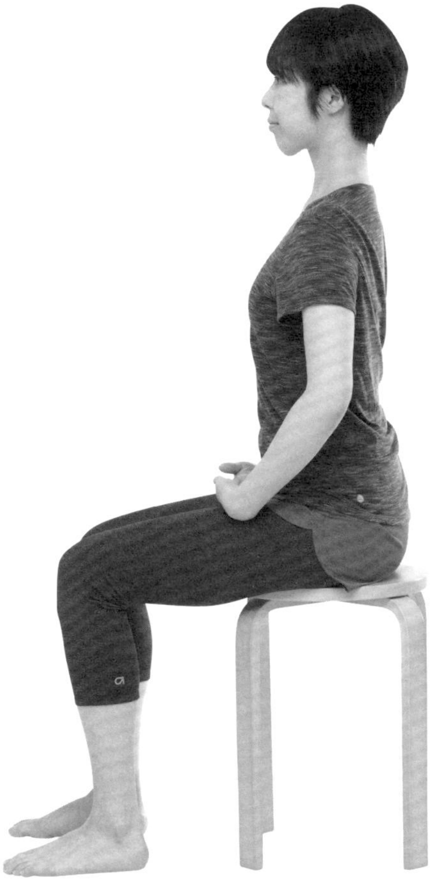

2 :: 左手臂往前伸

左手臂往前伸展，手臂與上半身呈直角，用鼻子吸氣。

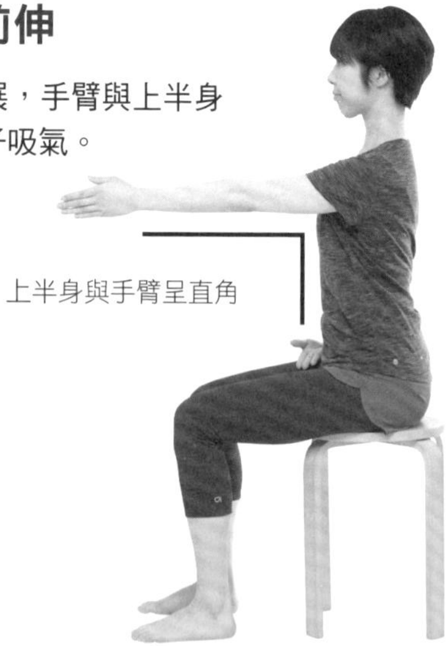

3 :: 左手臂繼續往前伸

左手臂繼續往前伸展，上半身不要往前倒。微微吐氣，直到手臂完成轉動。

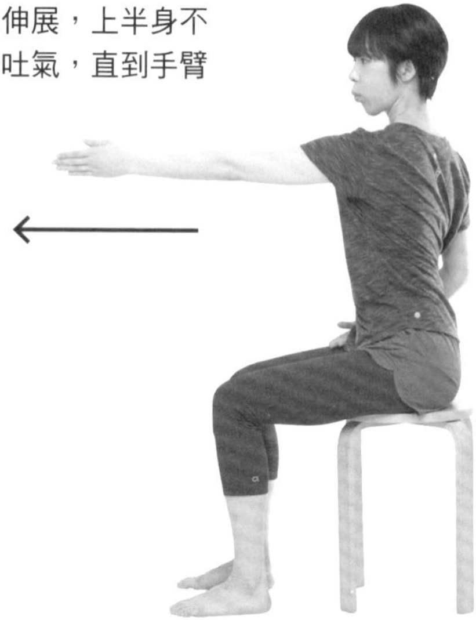

4 :: 左手臂由前往後轉

以指尖被往前拉的感覺
轉動手臂。

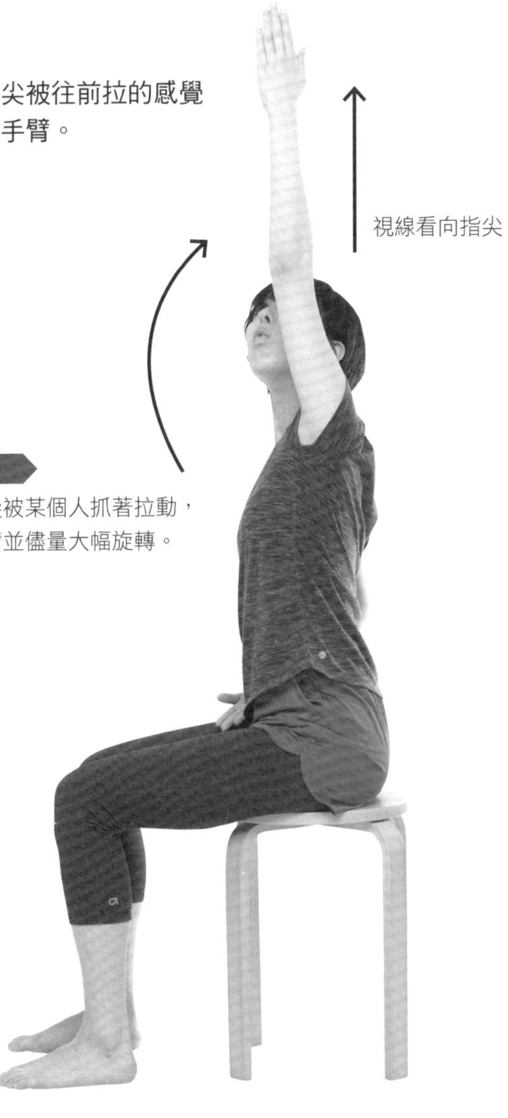

POINT

想像指尖被某個人抓著拉動，
伸展手臂並儘量大幅旋轉。

5 :: 左手臂轉到背部

繼續看向指尖，左手臂往後方大幅旋轉。

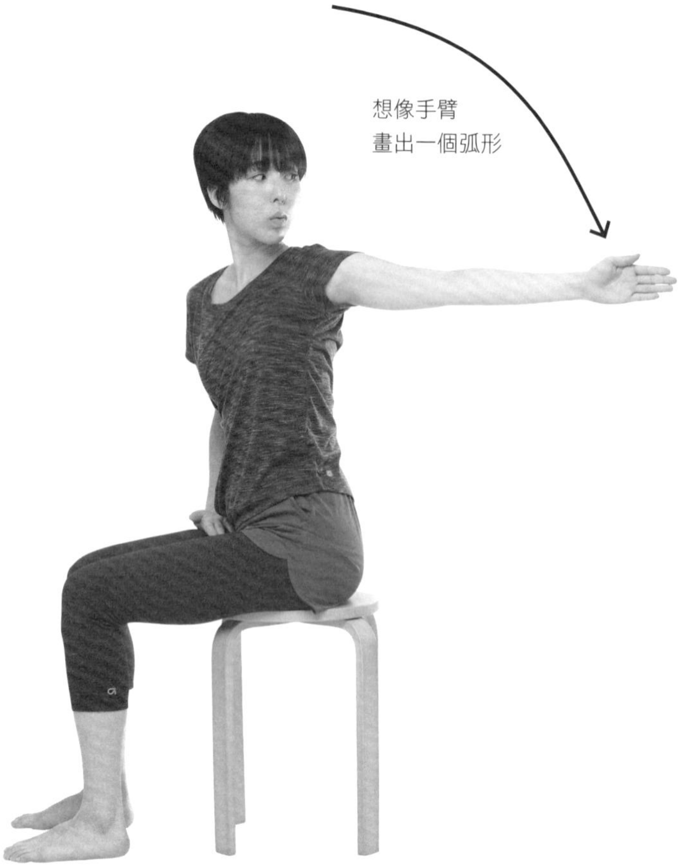

6 :: 左手臂繼續延伸

左手臂轉到身體正後方，繼續往後用力伸展。伸展時一邊微微吐氣，直到動作結束。
手回到大腿根部，右手臂也以同樣的方式伸展。

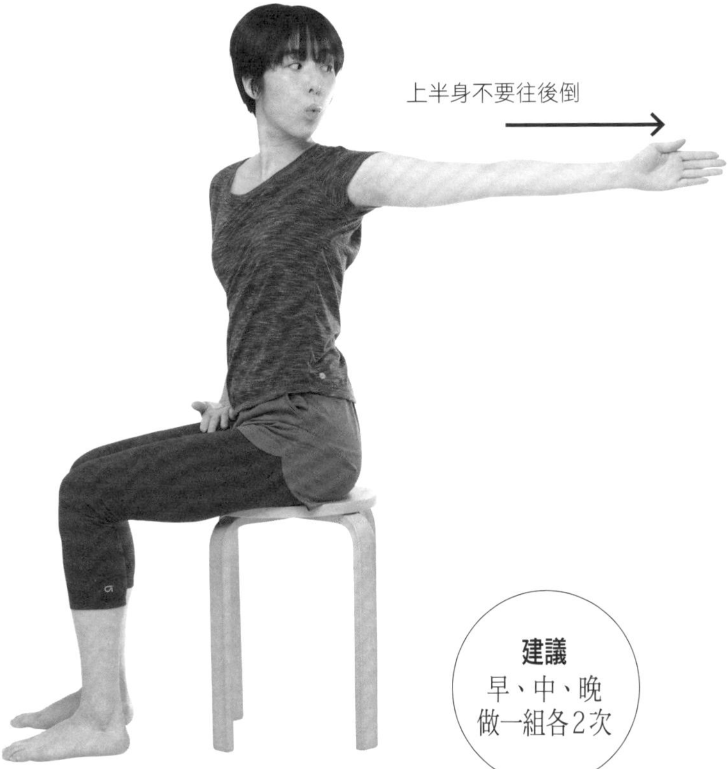

建議
早、中、晚
做一組各2次

放鬆僵硬的腰部 腰痛體操

Column 5

針對有彎曲僵硬的腰部，增加反折的柔軟度。練習要點在於不要用力，慢慢做出步驟1→2、2→1的動作。請彎到不會感到疼痛的程度。但平時腰部有反折傾向的人，請不要做此體操。

1　趴著彎曲手肘，手掌貼地

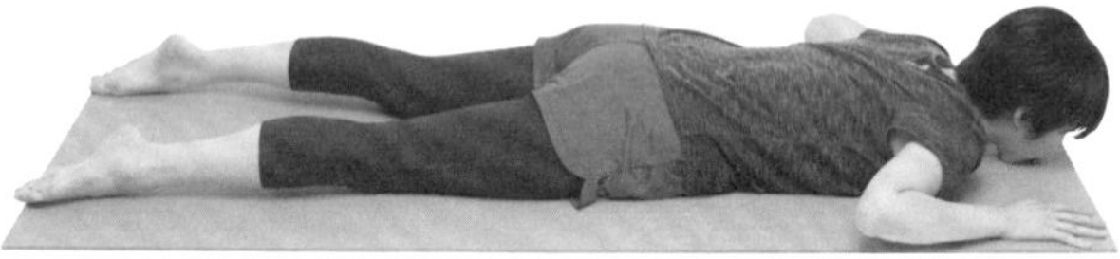

身體趴著，兩手放在肩膀外側。腳尖伸直。

2　手臂伸直並抬起上半身

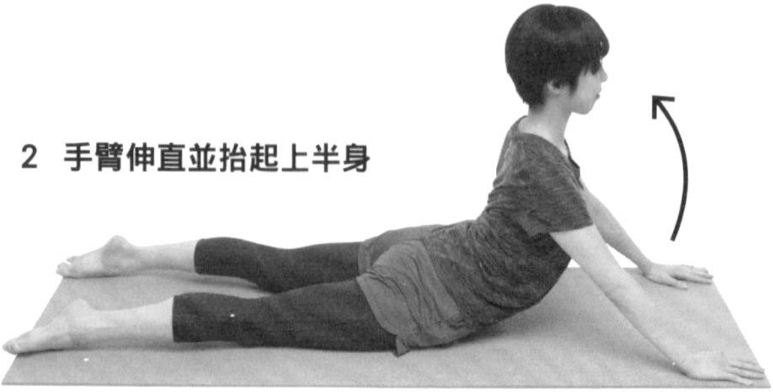

伸展兩手臂，直到伸直為止，反折上半身。慢慢深呼吸2次，回到姿勢1。重複做5次。

後記

感謝各位閱讀到最後一頁。

本書是我開業脊骨神經診所，成為早稻田大學講師二十週年時出版。這二十年來，我一直在思考「到底該如何改善人體姿勢」這件事。

當時的我認為，改善姿勢就是伸展背部，於是開始探究該如何伸展背部，思考伸展背部的拉筋動作或方法，並且進行指導。然而，來尋求我協助的患者或是在大學聽課的學生確不斷告訴我，他們發現自己的背是彎的，我才開始思考，只靠背部伸展是不是很難改善姿勢呢？

我大約在十二年前得出的結論是：不改善坐姿，就不可能改善姿勢；而改善坐姿的第一步，就是坐著立起骨盆。注意到這件事後——「為什麼人無法改變姿勢呢？」這個在我心中縈繞許久的煩惱，終於一口氣解決了。

一定要改善坐姿才能解決腰痛的根本問題——我以此為信念，開始思考各式各樣的方法。本書便是從改善及預防腰痛的問題切入，毫無保留地介紹改善坐姿的方法。除了改善腰痛之外，更為重要的目的，其實仍是打造健康的身體。

話雖如此，我也多次重複一個觀念，那就是坐著的時候，不一定要一直保持立起骨盆的姿勢。我自己在休息時也會放鬆身體，呈現背部彎曲的姿勢。

我想傳達的觀念是——學會靈活使用身體姿勢，就能獲得「健康」這項寶物。

姿勢是很好用的工具，可以豐富每一天的生活。腰是身體的「重要部位」，它日復一日地努力工作，我們是不是應該由衷感謝它呢？在人生百歲的時代裡，一起迎向不論幾歲都不會腰痛的生活吧。

假若我能為此生活型態提供一點幫助，那將是身為作者再高興不過的事了。

雖然不知道是否能在我還活著的時候達成，但我希望能像半數以上的日本人都會做收音機體操那樣，也有超過一半的日本人都能學會椅子的正坐方法，我相信日本的腰痛人口會因此減少，未來也會持續投入椅子正坐的推廣活動。

二〇二二年一月

碓田　拓磨

虎之門脊骨神經診所　院長

碓田拓磨

虎之門脊骨神經診所院長，脊骨神經師。早稻田大學就學期間修讀「姿勢與健康」課程，由此意識到人體姿勢的重要性。畢業後前往美國帕默脊骨神經醫學院（Palmer College of Chiropractic）留學，取得脊骨神經醫學博士（D.C.）學位。2002年創立虎之門脊骨神經診所，同年於早稻田大學擔任保健體育科目「姿勢與健康」的講師。透過上電視節目、出版著作、舉辦研討會等方式，積極投入人體姿勢宣導活動。

腰痛は座り方が 9 割

Originally published in Japan by Shufunotomo Co., Ltd
Translation rights arranged with Shufunotomo Co., Ltd.
Through CREEK & RIVER Co., Ltd..

九成腰痛出在坐姿不正

出　版／楓葉社文化事業有限公司
地　址／新北市板橋區信義路163巷3號10樓
郵政劃撥／19907596　楓書坊文化出版社
網　址／www.maplebook.com.tw
電　話／02-2957-6096
傳　真／02-2957-6435
作　者／碓田拓磨
翻　譯／林芷柔
編　輯／江婉瑄
內文排版／謝政龍
校　對／邱鈺萱
港澳經銷／泛華發行代理有限公司
定　價／320元
初版日期／2023年1月

國家圖書館出版品預行編目資料

九成腰痛出在坐姿不正 / 碓田拓磨作；林芷柔譯. -- 初版. -- 新北市：楓葉社文化事業有限公司, 2023.01　面；　公分

ISBN 978-986-370-501-7（平裝）

1. 腰 2. 脊椎病 3. 健康法

416.616　111018576